Sigrid Nesterenko

Gesund und Schlank mit Basischen Smoothies
Mit Detox-Smoothies Übersäuerung vorbeugen und chronische Beschwerden natürlich lindern

Mit leckeren Smoothie-Rezepten für den Mixer

ersa Verlag

Gesund und Schlank mit Basischen Smoothies
Mit Detox-Smoothies Übersäuerung vorbeugen und chronische Beschwerden natürlich lindern
Mit leckeren Smoothie-Rezepten für den Mixer

Sigrid Nesterenko

Taschenbuchausgabe, 1. Auflage 2019
ersa Verlag
www.ersa-verlag.de
© Copyright 2016 ersa Verlag
Umschlaggestaltung: ersa Verlag
Umschlagfoto: © Green vegetable juice on blue table - by Getty Images

Alle Angaben in diesem Buch wurden nach bestem Wissen und mit größter Sorgfalt erstellt. Die Angaben und Empfehlungen erfolgen ohne Verpflichtung oder Garantie des Autors. Er und der Verlag übernehmen keine Verantwortung und Haftung für Personen-, Sach- und Vermögensschäden aus der Anwendung der hier erteilten Ratschläge. Dieses Buch hat nicht die Absicht und erweckt nicht den Anspruch, eine ärztliche Behandlung zu ersetzen. Ausdrücklich wird empfohlen, eine medizinische Diagnose vom Therapeuten einzuholen und eine entsprechende Therapiebegleitung durchzuführen. Einige der vorgestellten Maßnahmen weichen von der gängigen medizinischen Lehrmeinung ab, und resultieren aus der Erfahrungsheilkunde. Es wird ausdrücklich darauf hingewiesen, dass mit diesem Buch keine erfüllbaren Hoffnungen erweckt werden, die eventuelle Heilerfolge erwarten lassen können. Die Verwertung der Texte und Bilder, auch auszugsweise, ist nur mit Zustimmung des Verlags und des Autors erlaubt. Dies gilt auch für Vervielfältigungen, Übersetzungen, Mikroverfilmungen und für die Verarbeitung mit elektronischen Systemen.
Die in diesem Buch zusammengestellten Adressen erheben keinen Anspruch auf Vollständigkeit. Sie wurden nach bestem Wissen und Gewissen erstellt. Die Angaben gelten vorbehaltlich jeglicher Änderungen.

Dieses Buch enthält Inhalte aus einem bereits 2016 unter dem Titel „Entgiften und abnehmen mit grünen Smoothies" im ersa Verlag erschienenen Ratgeber. Bei diesem Titel handelt es sich um eine überarbeitete Neuerscheinung.

ersa Verlag UG (haftungsbeschränkt)
Dorfstr.15, D-23974 Gagzow
23974 Krusenhagen/Germany

Inhaltsverzeichnis

- Vorwort — 5
- Das sollten Sie wissen — 7
- Grüne Smoothies – beliebt auch bei Stars und Sternchen — 8
- Smoothies – die flüssige Rohkost — 9
- Smoothies besser selbst gemacht — 11
- Smoothies im Alltag — 12
- Smoothies für Kinder — 13
- Warum sind grüne Smoothies so gut für die Gesundheit? — 16
- Gewichtsreduktion mit Smoothies — 21
- Entgiften mit Smoothies — 22
- Was vergiftet uns? — 22
- Wenn das Fass überläuft — 23
- Wie umfangreich entgiften? — 24
- Wie entgiften Smoothies? — 24
- Kurzfristige oder langfristige Entgiftung? — 28
- Wie bereitet man Smoothies zu? — 28
- Was kommt rein? — 29
- Wildkräuter – die Wald- und Wiesen-Kraftpakete — 32
- Superfoods – die besonders wertvollen Smoothie-Zutaten — 36
- Bio-Qualität – wichtiger als Sie bisher dachten? — 46
- Mixer – darauf sollten Sie achten — 47
- Leckere Smoothies – 12 Tipps für guten Geschmack — 49
- Tipps und Tricks — 52
- Welche Obst- und Gemüsesorten? — 52
- Richtige Reihenfolge beim Mixen — 53
- Appetitliche Optik — 53
- Mit kleinen Portionen beginnen — 54
- Cremige Smoothies — 54
- Persönlichen Geschmack kreieren — 54
- Frische hat Vorrang — 55
- Smoothies unterwegs — 55
- Gemüsesorten von A-Z — 57
- Obstsorten von A-Z — 57
- Küchenkräuter und Gewürze von A-Z — 58
- Wildkräuter von A-Z — 58

- Baumblätter 59
- Flüssigkeiten von A - Z 59
- Einsteiger-Smoothies 60
- Smoothies mit Tee 70
- Eisgekühlte Smoothies 75
- Smoothies mit Mandel-, Hafer- und Reismilch 80
- Smoothies mit Kokosmilch und Kokoswasser 86
- Wildkräuter-Smoothies 97
- Smoothies mit Spirulina, Chiasamen, Matcha und Co 110
- Pikante Smoothies 122
- Rezeptregister 132
- Hinweise für den Leser 137
- Bildnachweise 138

Vorwort

Grüne Smoothies bewirken nicht nur einen schnellen Gewichtsverlust, sondern verschaffen Ihnen ein spürbar erhöhtes Energielevel und eine allgemeine Verbesserung des Gesundheitszustandes. Pflanzenstoffe, insbesondere in Form von grünen Smoothies, sind extrem gesund, das ist inzwischen Konsens auf dem ganzen Globus. „Fast Food at its best" – so oder ähnlich kann man grüne Smoothies auch bezeichnen. Denn sie sind nicht nur im Nu zubereitet, sondern wirken auch einer schleichenden Übersäuerung nebst zahlreichen gesundheitlichen Beschwerden entgegen. Gemüse und Kräuter kleinschneiden, Flüssigkeit hinzugießen, Mixer an: Fertig ist nach wenigen Minuten ein extrem gesundes „Fast Food".

Fast alles, was der Körper an Vitalstoffen benötigt, steckt drin. Ja, es ist tatsächlich so, dass diese grünen Powerdrinks über einen unschlagbaren Mix an Nährstoffen verfügt, der seinesgleichen sucht und die meisten anderen gesunden Mahlzeiten und Nahrungsergänzungen um Längen schlägt. So können sie je nach Zutaten eine Wohltat für die schlanke Linie sein, die hierdurch zuverlässig und dauerhaft zum Vorschein kommt.

Aber auch zahlreiche gesundheitliche Defizite wie chronische Erkrankungen wie Gicht oder Rheuma können spürbar gebessert oder der Knochenabbau bei Osteoporose gebremst werden.

Das Allgemeinbefinden kann optimiert und Verdauungsstörungen abgemildert werden, Heißhungerattacken bei Adipositas gestoppt und eine gesunde Gewichtsreduktion in Gang gesetzt werden, Kreislaufstörungen abklingen und Heilprozesse bei vielen gesundheitlichen Beschwerden beschleunigt werden. Vorausgesetzt natürlich, man weiß um die notwendigen Zutaten, die dazu benötigt werden.

Warum dies möglich ist, hängt nicht nur mit der geringeren Anzahl an Kalorien zusammen, sondern auch mit der Fähigkeit der Smoothies, den Körper zu entgiften und Schlacken und andere

Schadstoffe aus dem Körper zu eskortieren. Diese unglaublichen Powerdrinks sind also nicht nur wahre Detox-Wunder, sondern geben Ihnen ein völlig neues Lebensgefühl, gleichzeitig wird der Körper wohlgeformt.
Damit dies gelingt und es bei all dem vielen Grün nicht zu eintönig wird, ist Vielfalt gefragt. Denn grünes Smoothie ist nicht gleich grünes Smoothie. So kann man für jede Gelegenheit und mit dem „Gewusst Wie" der richtigen Zutaten viel Abwechslung in verschiedene Grüntöne, Geschmäcker und die Konsistenz bringen. Möchte man das Smoothie lieber trinken wie einen flüssigen Gemüsesaft oder möchte man es lieber löffeln wie eine herkömmliche Mahlzeit? Liebt man es etwas süßlich, sauer, herb oder pikant? All das und noch viel mehr ist einfach und nur eine Frage dessen, was reinkommt.

Die Rezepte in diesem hilfreichen Smoothie-Buch sind bunt gemixt und trotzdem grün. So reicht das Rezeptangebot von Einsteiger-Smoothies über Smoothies mit Wasser, verschiedenen Teesorten, Mandel-, Hafer- oder Reismilch, Wildkräutersmoothies, pikanten Smoothies bis hin zu Smoothies mit Spirulina, Chiasamen, Matcha und Co. Die Zutaten sind wohlbedacht ausgewählt, nicht nur gesund und grün, sondern auch wohlschmeckend und anregend, zudem eigene Ideen einzubringen. Vergessen Sie Nahrungsergänzungsmittel, fragwürdige Schlankheitspillen oder Gelenkkapseln: Eine basenreiche Ernährungsweise in Form von grünen Smoothies sorgt für eine optimale Vitalstoffzufuhr mit Spurenelementen, Enzymen und zahlreichen Pflanzenstoffen. Dieses Buch ist Ihre Blaupause in ein neues und gesünderes Leben.

Ich wünsche Ihnen viele neue Erkenntnisse und Gaumenfreuden,
Ihre Sigird Nesterenko

Das sollten Sie auch wissen

Die in diesem Smoothie-Buch zusammengestellten Rezepte wurden nach allerbestem Wissen und Gewissen ausgewählt.
Die Rezepte können ohne großen Aufwand zubereitet werden, sodass mit Ausnahme der Fachkenntnisse über Wildkräuter keine umfangreichen Vorkenntnisse erforderlich sind. Bis auf die Wildkräuter sind die meisten der in diesem Buch verwendeten Zutaten alltäglich und in Supermärkten und Bioläden für fast jeden Geldbeutel erhältlich. Auf Zucker wurde komplett verzichtet, dennoch kommen Dank verschiedener Obstsorten die meist liebgewonnenen süßen Geschmacksknospen nicht zu kurz.
Bedenken Sie, dass wir als Herausgeber dieses Buches keinerlei Haftung für die Rezepte übernehmen. Somit haftet der Herausgeber auch nicht für mögliche Fehlerteufel, die sich in das ein oder andere Rezept eingeschlichen haben könnten.
Alle in diesem Buch aufgeführten Lebensmittel wurden nach dem aktuellen Wissensstand in Bezug auf die Zubereitung von grünen Smoothies ausgewählt.

Grüne Smoothies –
beliebt auch bei Stars und Sternchen

Die Welt der Schönen und Reichen ist ein Kosmos für sich, und die meisten von uns kennen diesen nur durch bunte Bilder aus dem Fernsehen, Internet und der Regenbogenpresse.
Oft es ist nur eine Frage der Zeit, bis die angesagten Dinge dieser abgehobenen Welt auch in der Welt von „Otto-Normalbürger" ankommen und wie ein Tsunami um den Globus fegen. Beschleuniger wie facebook, Instagram und Co. sorgen jedenfalls dafür, dass es heutzutage nicht mehr allzu lange dauert.
Das gilt auch für grüne Smoothies, denn spätestens seitdem viele Stars, Sternchen und Co. ihre Fotos und beweglichen Erlebnisse mit grünen Powerdrinks auf allen Kanälen posten, sind diese auch in der Küche von Lieschen Müller und Frau Normalo angekommen.
Seitdem mag sich auch manch ein Nachbar wundern, wenn frühmorgens schon Löwenzahn, Brennnesseln und anderes Grünzeug im Garten eingesammelt wird, obwohl „die doch gar keinen Hasen haben." Dass es hier um die Zubereitung der angesagten grünen Drinks geht, ahnt er ja nicht, zumindest dann nicht, wenn er nicht die bunten Bildchen in der Yellowpress und Co. verfolgt.
Noch weniger ahnt er, dass man von all dem Grünzeug nicht nur gesünder und fitter werden soll, sondern auch noch um vieles schöner. Der optische Aspekt spielt in der Welt der Schönen und Reichen eine große Rolle, denn um im Geschäft nicht unterzugehen, muss man viel für sich tun, insbesondere was das Aussehen betrifft. Da gehört das grüne Smoothies-Trinken noch zu den weniger aufwendigen Dingen in diesen Leben.
Geht es nach ihnen, dann verhelfen grüne Smoothies nämlich zu mehr Schönheit von Haut, Haar und Körperform. Denn Dank der wertvollen Inhaltsstoffe und Ballaststoffe mit ihren entwässernden und entschlackenden Eigenschaften zeigt sich bald schon eine schicke Silhouette mit schlanker Figur. Dass sich durch regelmäßig verzehrte grüne Smoothies auch viele gesundheitliche Verbesserungen zeigen, ist da oft nur ein beiläufiger Nebeneffekt.

Smoothies – die flüssige Rohkost

Was ist eigentlich die „richtige" Ernährung? Welche Nahrungsmittel sind wirklich gesund? Kaum ein Thema wird so kontrovers und vielschichtig diskutiert wie die Ernährungsfrage. Dabei könnte ein Blick auf die Ernährungsgewohnheiten unserer Vorfahren, aber auch auf die unserer nächsten tierischen Verwandten, wie insbesondere den Schimpansen, genaueren Aufschluss geben.

Und die Antwort würde dann zweifelsfrei lauten: Esst Rohkost!!

Genau zu diesem Ergebnis kam vor einigen Jahren auch die als Smoothie-Erfinderin geltende Victoria Boutenko. So heißt es, sie habe sich genauer mit der Ernährung der Schimpansen beschäftigt und fand dabei heraus, dass diese über ein erstaunlich stabiles Immunsystem verfügen würden. Desweiteren seien Schimpansen nur selten von bei Menschen bekannten Zivilisationserkrankungen betroffen. Und das alles, obwohl die genetischen Übereinstimmungen zwischen Mensch und Schimpanse bei beeindruckenden 98 % liegt.

Der Verdacht lag nahe, dass hier die Ernährungsweise einen großen Einfluss haben würde, und insbesondere die Art und Weise der Rohkost. Denn es geht bei den Schimpansen nicht um beliebige Rohkost. Diese Ernährung hatte Victoria Boutenko nämlich schon zuvor jahrelang praktiziert. Sie konnte dadurch bei sich und ihrer Familie beachtliche gesundheitliche Verbesserungen erreichen, aber nach ungefähr 7 Jahren stellten sich keine weiteren Fortschritte mehr ein. So stand sie auf der Stelle, und fragte sich warum.

Bei ihren weiteren Recherchen stieß sie schließlich auf die Ernährungsweise der Schimpansen. Diese ernähren sich bekanntermaßen von Rohkost. Aber eben nicht von irgendeiner, sondern bestehend aus ca. 40 % Blattgemüse und ca. 50 % Obst. Für Victoria Boutenko schien dies der Schlüssel zu mehr Gesundheit zu sein.

Alles, was nach dieser bemerkenswerten Beobachtung geschah, ist inzwischen Geschichte. Denn genau dies soll der Anstoß dessen gewesen sein, was den inzwischen nicht mehr aufzuhaltenden Smoo-

thie-Hype rund um die Welt auslöste. Denn eines war jedenfalls schnell klar: Blattgemüse in so großen Mengen kann ein Mensch kaum verzehren. Es fehlt die Zeit, es fehlt häufig die hierfür notwendige Verdauungskraft und meistens auch die erforderliche Disziplin. So war es fast eine logische Konsequenz, all die wertvollen Blattgemüse zu pürieren und sie damit schneller verfügbar und verdaulicher zu machen.
Und um den Geschmack und den Nährstoffgehalt zu optimieren, werden verschiedene weitere Obst- und Gemüsesorten hinzugegeben.

Dass sich in diesen flüssigen Rohkost-Drinks wahrhaftige Gesundmacher verbergen, hat sich längst herumgesprochen, und dennoch stellen sich viele die Frage, wie es denn eigentlich sein kann, dass eine auf den ersten Blick doch einseitig erscheinende Ernährungsweise häufig zu erstaunlichen körperlichen Verbesserungen führen kann?
Einer der wichtigsten Gründe liegt in dem Nährstoffgehalt der Rohkost, den gekochte Lebensmittel bei ihrer Zubereitung zwangsläufig einbüßen. Dabei geht es nicht allein um Vitamine, Mineralstoffe und Spurenelemente, sondern ganz besonders um die in der Rohkost enthaltenen Enzyme. Diese sind bekanntermaßen hitzesensibel und werden durch die heute üblichen Verarbeitungsprozesse stark in Mitleidenschaft gezogen. Bereits ab einer Temperatur von 42 C° werden sie irreversibel zerstört, sodass sie beim Kochen zwangsläufig fast vollständig verloren gehen.
Das ist bedenklich, denn Enzyme sind für den reibungslosen Ablauf vieler Körperfunktionen unerlässlich. Besonders die Verdauung und der Stoffwechsel sind auf eine ausreichende Zufuhr von Enzymen angewiesen. Verdauungsenzyme etwa sind an der Spaltung der Nährstoffe beteiligt, damit diese besser vom Körper aufgenommen werden können. Je höher der Verzehr von frischem Obst und Gemüse ist, umso mehr wird der Körper mit den notwendigen Enzymen versorgt. Besonders reichhaltig an Enzymen sind Blattgrün, Ananas, Kiwis, Äpfel und Mangos.

Smoothies besser selbst gemacht

Wie extrem schnell der erst vor wenigen Jahren ausgelöste Smoothie-Hype in Windeseile um den Globus zog, zeigt sich inzwischen sogar in vielen Supermarktregalen und Fast Food Restaurants. Hier stehen sie in Kühlregalen und sind zumeist beliebte Zwischenmahlzeiten für unterwegs oder bei wenig Zeit.
Chronischer Zeitmangel ist ein Phänomen, dem heutzutage kaum jemand entkommt. Da ist es nicht verwunderlich, dass zeitsparende Essenszubereitungen heute an der Tagesordnung sind. Und so ist es auch sehr verlockend, sich nicht die Zeit zu nehmen, um Smoothies selbst zuzubereiten, wenngleich diese ja nun wirklich in extrem kurzer Zeit verzehrfertig sind.
Aber wenn man die vielen bunten Smoothies im Supermarktregal oder im Fast Food Restaurant vor sich stehen sieht, dann ist es natürlich bequem, hierfür ein paar Euro mehr zu bezahlen, aber Zeit für die eigene Zubereitung einzusparen.
Und die Auswahl hier ist inzwischen recht groß, denn längst hat die Lebensmittelindustrie den Smoothie-Trend für sich entdeckt und erfreut sich Dank der grünen Verkaufsschlager über klingelnde Kassen.

Was im ersten Moment ja durchaus akzeptabel ausschaut, erweist sich jedoch auf den zweiten Blick als eher ernüchternd. Denn weder sind hier in der Regel grüne Smoothies anzutreffen, noch sind diese zuckerfrei. Hier lohnt das Lesen des Kleingedruckten, um zu sehen, was tatsächlich drin steckt in den großen Plastikbechern, die womöglich schon seit ein paar Tagen im Kühlregal auf ihre Käufer warten.
Besonders der oft in großen Mengen enthaltene Zucker lässt die anfängliche Begeisterung über Smoothies aus dem Supermarkt und Fast-Food Restaurant in Ernüchterung erstarren. Zumindest bei Menschen, die wirklichen Wert darauf legen, was drin steckt. Hinzukommen häufig künstliche Zusatzstoffe, allen voran Aromen und Farben.

Zu bedenken ist auch der Herstellungszeitpunkt, denn dieser hat einen wesentlichen Einfluss auf den Nährstoffgehalt. Fertig-Smoothies haben den Mixer womöglich schon vor einigen Tagen verlassen und außerdem eine weite Reise hinter sich. Zwangsläufig ist der Nährstoffgehalt dann weniger geworden. Insgesamt betrachtet ist die Qualität von Fertig-Smoothies im Vergleich zu selbst zubereiteten Smoothies in der Regel minderwertiger, und dennoch sind sie teurer. Nicht unwichtig ist schließlich auch die Möglichkeit, bei der eigenen Zubereitung die Zutaten genau nach den persönlichen Vorlieben auszuwählen. Eigentlich genug überzeugende Argumente, um doch selbst den Mixer zu betätigen.

Smoothies im Alltag

Viele Menschen möchten sich eigentlich gesünder ernähren als sie es tatsächlich tun, weil der Alltag dies aus verschiedenen Gründen nicht so einfach zulässt. Oft fehlt es an der Zeit, die man für die Zubereitung gesunder Mahlzeiten aufbringen muss. Aber auch andere Gründe stehen der gesunden Ernährung schnell im Weg. Mit Smoothies kann man dieser Herausforderung sehr effektiv begegnen, denn sie sind nicht nur im Handumdrehen zuzubereiten, sondern auch sehr einfach in den Alltag zu integrieren.

Zwar stellt sich für viele Smoothie-Neulinge die Frage, wie es im Alltag gelingen kann, Smoothies zu einem festen Bestandteil auf dem täglichen Speiseplan werden zu lassen. Doch das ist einfacher, als es vielleicht anfangs den Anschein erweckt.

Eine der besten Möglichkeiten, Smoothies in den eigenen Alltag einzubeziehen, besteht darin, bisherige Getränke (insbesondere zuckerhaltige Softdrinks) gegen Smoothies auszutauschen. Dies macht dann Sinn, wenn man sehr flüssige Smoothies zubereitet, die nicht wie ein Brei gelöffelt, sondern aufgrund der Konsistenz getrunken werden.

Smoothies sind aber nicht nur ein guter Ersatz für Getränke, sondern auch für kleinere Mahlzeiten. Grundsätzlich können Smoothies zu jeder Tageszeit verzehrt werden, sei es zum Frühstück, als Zwischenmahlzeit oder als Ersatz bzw. Ergänzung für ein Mittag- oder Abendessen. Wenn es darum geht, einen Sättigungseffekt erreichen zu wollen, ist die Zugabe von fetthaltigen Zutaten zu empfehlen. In diesen Fällen ist eine breiige Konsistenz zu bevorzugen, die gelöffelt wird.

Damit es gelingt, die Smoothies möglichst einfach in den Alltag zu integrieren, ist es empfehlenswert, größere Mengen zuzubereiten, die man in einer Thermoskanne oder im Kühlschrank aufbewahrt und schnell griffbereit hat.

Auch mit einem Mixer, der anstatt mit einem Glaskrug mit einem Trinkbehälter ausgestattet ist, wird die Umsetzung im Alltag einfacher. Denn hierbei wird aus demselben Gefäß getrunken, in dem das Smoothie zubereitet wird. Diese Trinkflaschen sind verschließbar und können so ganz einfach für unterwegs in der Tasche mitgenommen werden. Gerade wenn man in Eile ist, kann man hiermit in ganz kurzer Zeit ein Smoothie zubereiten und zum Arbeitsplatz, zu einer Verabredung, zur Schule oder wo auch immer hin mitnehmen.

Smoothies für Kinder

Eine gesunde Ernährung für Kinder ist für die meisten fürsorglichen Eltern eine große Herausforderung. Wenn man bedenkt, dass jedes 3. Kind täglich weniger als 2 Portionen Obst und Gemüse verzehrt, dann lässt sich erahnen wie sehr damit einem zukünftigen Nährstoffmangel Tür und Tor geöffnet wird. Als wäre dieses Dilemma nicht schon arg genug, kommt dann meistens noch ein übermäßiger Zuckerverzehr hinzu. Und so bleibt heutzutage kaum eine Familie von ihr verschont, von der täglichen Herausforderung, Kindern mit viel Mühe und Not eine gesundheitsfördernde Ernährungsweise zu vermitteln. Im Grunde wissen alle verantwortungsbewussten Eltern, dass Zucker alles andere als gesund ist und nicht nur für Übergewicht und schlechte Zähne verantwortlich ist. Doch die Zuckersucht hat den Verstand fest im Griff, und so ist es ein alltäglicher Kampf, den Zucker in Schach zu halten, besonders bei den Kindern.

Gerade für Kinder ist es so wichtig, dass sie mit vielen Nährstoffen versorgt werden, sie befinden sich noch im Wachstum, und eine ganz wesentliche Grundlage für eine optimale körperliche und geistige Entwicklung besteht in einer nährstoffreichen Ernährungsweise. Aber wie schafft man es, Kinder mit gesunder Ernährung vertraut zu machen, vor übermäßigem Zuckerkonsum zu schützen und das möglichst ohne die alltäglichen Quengeleien und die ständigen Kämpfe gegen die Gummibärchen und Schokohasen?
Mit Smoothies und dem „Gewusst Wie" kann dies gelingen, nicht von heute auf morgen, aber mit ein bisschen Geduld und Fantasie hat man hier eine sehr spannende Möglichkeit, Kinder geschickt mit wertvollen Nährstoffen zu versorgen. Denn im Gegensatz zu einem banalen Apfel und einer langweiligen Banane lassen sich die Obst- und Gemüsedrinks leichter „ans Kind bringen".

Je nach Alter ist es dabei wichtig, den Kindern nicht plakativ zu vermitteln, dass es sich bei Smoothies um etwas sehr Gesundes handelt. Je rebellischer und trotziger das Alter, umso mehr besteht die Gefahr, dass sie „Gesundheitsdrinks von Mama" per se ablehnen. Erfolgreicher ist man hingegen, wenn es auf die spielerische Art angeht, und mit viel Farbe und kinderfreundlichem Geschmack das Interesse der Kleinen weckt. Obwohl bei grünen Smoothies der Fruchtanteil eigentlich deutlich niedriger sein sollte als der Gemüseanteil, beginnt man bei Kindern zunächst mit mehr Obst.
Denn auch wenn die Farbe noch so grün ist und die Dekoration noch so kinderfreundlich und fantasievoll kreiert wird – so lange der Geschmack nicht passt, nützt all die Mühe nichts. Nur mit leckeren und auf den kindlichen Geschmack abgestimmten Smoothies wird der Weg in die gesündere Ernährungsweise der lieben Kleinen gelingen.
Auch wenn man zunächst einen kleinen Umweg über einen zunächst höheren Obstanteil wählt, so ist dies trotz des Fruchtzuckers immer noch weitaus gesünder als zuckerhaltige Softdrinks, Gummibärchen und Konsorten. Und im Laufe der Zeit und mit zunehmender Akzeptanz kann der Obstanteil unbemerkt immer weniger

werden. Wenn man es zur täglichen Routine werden lässt und über den Tag verteilt ein oder zwei leckere grüne Smoothies zubereitet, dann ist dies eine der besten und einfachsten Möglichkeiten, Kinder täglich mit wichtigen Nährstoffen zu versorgen.

Variieren Sie im Laufe der Zeit den Geschmack, damit es nicht langweilig wird. Wechseln Sie nicht nur die Obst- und Gemüsesorten regelmäßig ab, sondern auch die Flüssigkeiten wie etwa Kokosmilch und Obstsäfte.

Um den süßlichen Geschmack zu variieren, verwenden Sie Stevia oder etwas Honig oder Ahornsirup. Auch Kakaopulver, Zimt, Haferflocken und Erdmandelflocken eignen sich hervorragend, um den Smoothiegeschmack kinderfreundlicher zu kreieren.

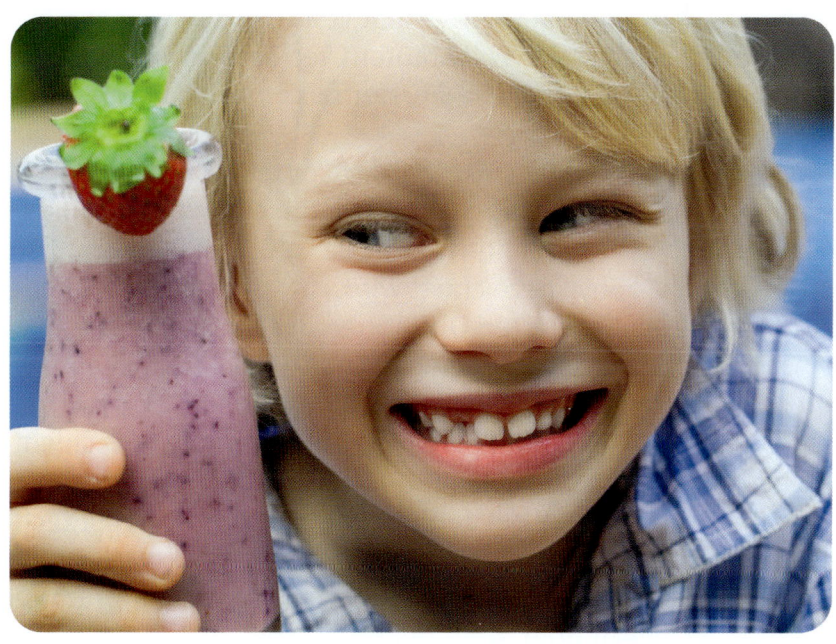

Ein zum Beginn höherer Obst-Anteil kann helfen, Ihr Kind für einen dieser leckeren und nährstoffreichen Smoothies zu begeistern.

Warum sind grüne Smoothies so gut für die Gesundheit?

Viele Gesundheitsexperten bewerten grüne Smoothies inzwischen als die wertvollsten natürlichen Getränke überhaupt. Geht es nach ihnen, so sollten sie täglich auf dem Speiseplan stehen.
Dies ist nicht verwunderlich, denn die grünen Smoothies verfügen über ein beeindruckendes gesundheitsförderndes Potential, das seinesgleichen sucht. Der Grund hierfür ist eigentlich sehr einfach, denn dieser Vitalstoffmix enthält nicht nur fast alle Vitamine, die der menschliche Organismus benötigt wie etwa die Vitamine C, B1, B2 und B6, sondern darüber hinaus auch wichtige Mineralien, Spurenelemente, Enzyme, Ballaststoffe und sekundäre Pflanzenstoffe. Durch die große Kombinationsvielfalt von unterschiedlichen Obst- und Gemüsesorten sowie Wildkräutern verfügen grüne Smoothies über einen höchst wertvollen Nährstoffmix.

Aber nicht nur die intensive Nährstoffkonzentration in Form von Vitaminen und Co. macht die grünen Smoothies so wertvoll und einzigartig, sondern auch der hohe Anteil des grünen Pflanzenfarbstoffes, der als Chlorophyll bezeichnet wird, ist von ganz großer Bedeutung. Hier haben die meisten Obstsorten das Nachsehen, denn was das Chlorophyll angeht, können sie nicht einmal ansatzweise mithalten. Dabei ist Chlorophyll auf vielfältige Weise für den menschlichen Organismus von großer Wichtigkeit und wird von Fachleuten als eine der wichtigsten gesundheitsfördernden Substanzen bewertet. **Chlorophyll hat bei zahlreichen völlig unterschiedlichen gesundheitlichen Herausforderungen einen positiven Einfluss, sei es bei der Verbesserung der Wundheilung, Bekämpfung von Krankheitserregern oder auch bei der Entgiftung.** Zurückgeführt wird der Wirkmechanismus von Chlorophyll hauptsächlich auf die chemische Ähnlichkeit mit dem roten Blutfarbstoff Hämoglobin.
In der heutigen Fast-Food-Gesellschaft ist es fast zur Normalität geworden, dass Gemüse nur sehr unregelmäßig und in unzureichenden Mengen verzehrt wird. Insbesondere betrifft dies grüne

Blattgemüse. Dabei bieten gerade diese sehr wichtige Nährstoffe in Form von einem sehr hohen Chlorophyllgehalt. Chlorophyll ist für den menschlichen Körper unter anderem auch ein wichtiger Baustein, wenn es um die Energiegewinnung geht.
Grüne Smoothies versorgen den Körper darüber hinaus auch mit wichtigen Faserstoffen. Ein Fasermangel, wie er bei vielen Menschen heutzutage aufgrund von unausgewogener Ernährung entsteht, kann vielfältige gesundheitliche Beeinträchtigungen fördern. Insbesondere die Darmgesundheit wird in Mitleidenschaft gezogen, denn eine Ernährung, der es an einer ausreichenden Versorgung mit Faserstoffen mangelt, führt auf Dauer zu einer unregelmäßigen Verdauung und Verstopfung. Infolgedessen kommt es zu einer Belastung des Organismus mit Toxinen.
Viele Menschen haben heutzutage Probleme mit dem Verdauungstrakt. Dies zeigt sich auch häufig beim Verzehr von schwerverdaulichen Mahlzeiten wie insbesondere Fleisch. Aber auch Rohkost kann bei einem aus der Übung gekommenen Verdauungstrakt schnell zu Blähungen und Bauchgrummeln führen. Um den Verdauungsapparat zu entlasten, und den Organismus dennoch mit einem Füllhorn an wertvollen Nährstoffen zu versorgen, sind Smoothies eine ideale Möglichkeit und für viele Menschen inzwischen sogar das Mittel der Wahl. Denn durch das pürierte Obst und Gemüse wird dem Verdauungstrakt viel Arbeit abgenommen, ohne dass ein großer Verlust an Nährstoffen zu befürchten ist, wie es insbesondere bei gekochten Speisen der Fall ist.

Die somit bereits vorgefertigte Nahrungszubereitung erspart dem Körper nicht nur viel Energieaufwand bei der Verdauungsleistung, sondern ermöglicht auch eine deutliche bessere Aufnahme der Nährstoffe. Immer wieder ist es erstaunlich, wenn sogar eine zuvor sehr stark beeinträchtigte Verdauungsfunktion durch den regelmäßigen Verzehr von Smoothies gelindert werden kann. Sogar bei stark ausgeprägten Nahrungsmittelintoleranzen kann es eine sinnvolle Option sein, durch grüne Smoothies eine Verbesserung der Verdauungsorgane, und demzufolge der Nahrungsmittelintoleranzen, zu erzielen. Smoothies wirken sich also auf eine sehr vielfältige Weise sehr positiv auf das gesundheitliche Wohlbefinden aus. So leistet der regelmäßige Verzehr von Smoothies nicht nur einen wertvollen Beitrag dazu, gesund und fit zu bleiben, sondern die hochwertigen Inhaltsstoffe tragen auch zu einem günstigen Heilungsverlauf bei bereits bestehenden Krankheiten und Verletzungen bei.

Aber nicht nur zahlreiche gesundheitliche Belange profitieren durch den regelmäßigen Konsum von Smoothies. Auch in anderen Bereichen sind sie sehr nützlich. Insbesondere auf mentaler Ebene können Smoothies viel Positives bewirken. Dies zeigt sich darin, dass sich Stress und Ängstlichkeit reduzieren können und sich eine positivere Grundeinstellung entwickelt. Auch die gesteigerte Energieleistung, die sich häufig durch den regelmäßigen Smoothie-Verzehr einstellt, trägt zu einem deutlich verbesserten Allgemeinbefinden bei. Smoothies werden also nicht umsonst auch als „natürlicher Energykick" bezeichnet. Den besten Effekt erreicht man, wenn Smoothies bereits zum Frühstück verzehrt werden. Dies führt zu mehr Aktivität und Energie, die den ganzen Tag anhalten kann.

Auch die Verbesserung des Säure-Basenhaushaltes kann durch den regelmäßigen Verzehr von grünen Smoothies erreicht werden. Die meisten Obst- und Gemüsesorten enthalten wertvolle basische (alkalische) Elemente oder wirken im Körper basisch (alkalisch). Somit wirkt sich der Verzehr von Smoothies sehr positiv auf den Säure-Basenhaushalt aus und verhilft dazu, Säuren zu neutralisieren.

Die gesundheitsfördernden Eigenschaften sind zweifelsohne vielfältig und von unschätzbarem Wert. Einige Fachleute gehen sogar soweit, dass sie Smoothies inzwischen als eine der besten Möglichkeiten überhaupt ansehen, um gesundheitliche Probleme auf natürliche Art und Weise zu lindern oder sogar zu beseitigen. Die Gründe hierfür sind vielfältig, denn der gesundheitsfördernde Wirkmechanismus ist nicht allein auf einen einzelnen Faktor zurückzuführen, sondern auf das gesamte Portfolio, über das grüne Smoothies verfügen.

Um den maximalen Nutzen von Smoothies zu erreichen, ist es wichtig, den Nährstoffgehalt der verwendeten Zutaten genau zu betrachten. Die Obst- und Gemüsesorten sollten somit ausgewogen und in der richtigen Menge zusammengestellt werden. Gegen einen kleinen Obstanteil ist nichts einzuwenden und für einen angenehmen Geschmack meistens auch unverzichtbar, aber aufgrund der enthaltenen Mengen Fruchtzucker sollte Obst nur in kleinen Mengen verwendet werden. Wer den ohnehin schon hochwertigen Nährstoffgehalt noch steigern möchte, kann dies durch die Zugabe von Nahrungsergänzungen wie beispielsweise Spirulinaalgen, Matcha und Moringa erreichen.

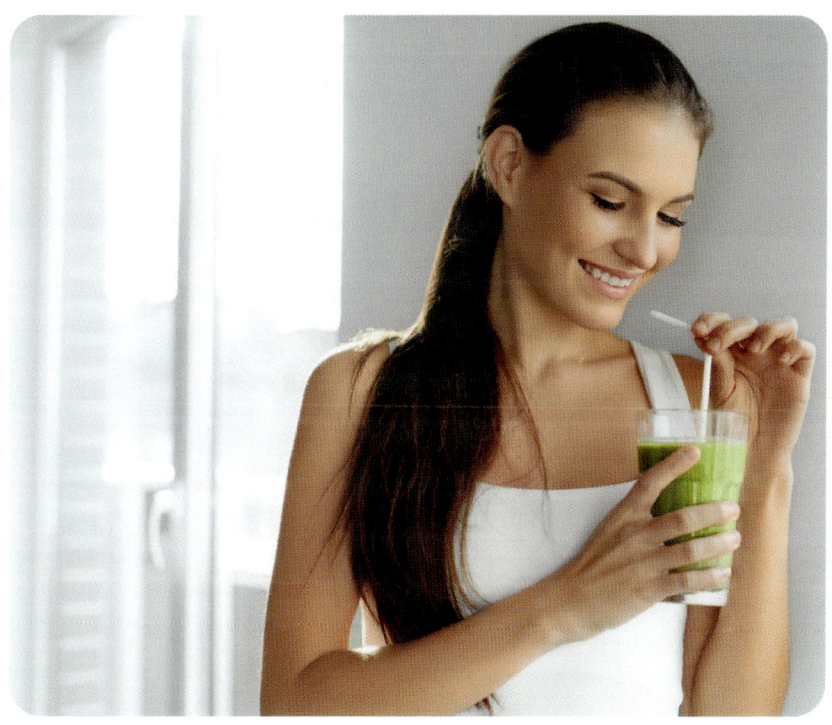

Das insbesondere in grünen Smoothies enthaltene Chlorophyll hat bei zahlreichen völlig unterschiedlichen gesundheitlichen Herausforderungen einen positiven Einfluss, sei es bei der Verbesserung der Wundheilung, Bekämpfung von Krankheitserregern oder auch bei der Entgiftung.

Die wichtigsten gesundheitsfördernden Eigenschaften im Überblick:

- Steigerung der Energie

- Unterstützung der Gewichtsreduktion

- hilft präventiv bei der Vermeidung von chronischen Erkrankungen

- unterstützt eine schnellere Genesung bei bestehenden Erkrankungen

- bestimmte Smoothies können den Entgiftungs- und Verdauungsprozess unterstützen

- Giftstoffe werden im Körper gebunden

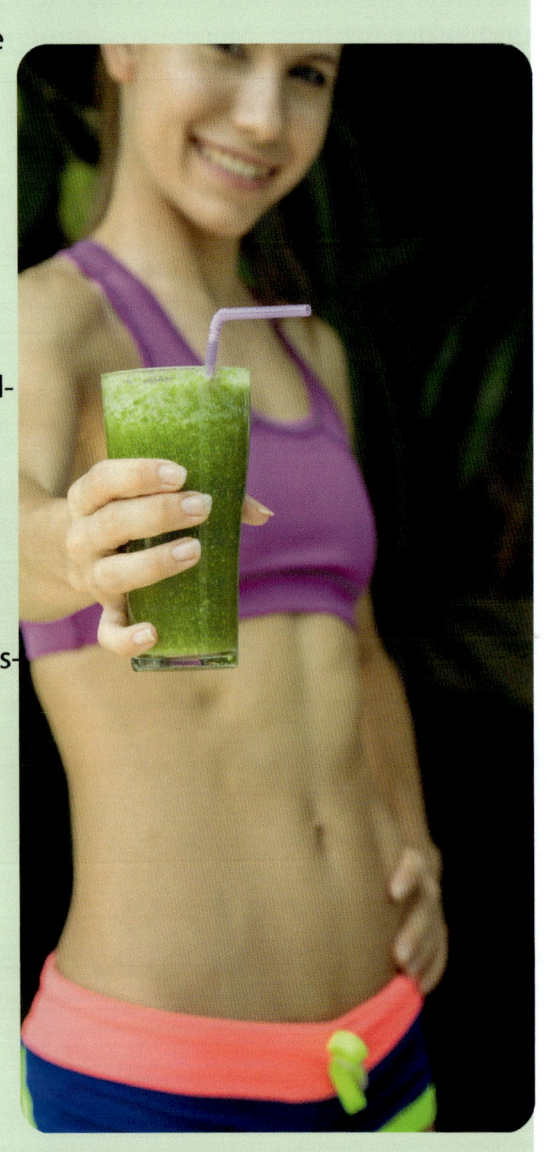

Gewichtsreduktion mit Smoothies

Gehören Sie auch zu den Personen, die schon unzählige erfolglose Versuche unternommen haben, um überflüssige Kilos los zu werden? Doch das Einzige, was dabei abnahm, war Ihr Geld auf dem Bankkonto und nicht Ihr lästiger Hüftspeck? Dabei ist es eigentlich ja gar nicht so schwer und auch keine neue Erkenntnis: Ein großer Schritt ist schon in dem Moment getan, wenn zuckerhaltige Lebensmittel und Fast Food vom Speiseplan verbannt und durch Obst und Gemüse ersetzt werden, und zwar dauerhaft und nicht nur kurzzeitig. Ja, es könnte so einfach sein - wäre da nur nicht die Bequemlichkeit, alte Gewohnheiten über Bord zu werfen und der Schlendrian, der all die guten Vorsätze schnell vergessen lässt.

Grüne Smoothies sind sicher kein Allheilmittel dieser Welt, allerdings können sie ein sehr effektiver Ausweg für viele bislang erfolglose Abnehmwillige sein. Das gilt insbesondere dann, wenn man nicht gerne frisches Obst und Gemüse isst. Vielleicht weil es einem nicht schmeckt, man einfach zu bequem ist für die Zubereitung entsprechender Mahlzeiten oder man sich nicht gesättigt fühlt, wenn man Obst und Gemüse ohne weitere Zutaten isst. In all diesen Situationen sind Smoothies eine große Hilfe, denn sie sind nicht nur schnell zubereitet, sondern können auch sehr schmackhaft sein und mit den richtigen Zutaten sogar anhaltend sättigen. Hierfür eignen sich insbesondere proteinhaltige Substanzen wie Chiasamen, Spirulinaalgen, Hanfsamen und Proteinpulver auf Reisbasis. Günstig wirken sich auch die enthaltenen Ballaststoffe von Obst und Gemüse aus, denn diese fördern nicht nur die Entgiftung über den Verdauungstrakt, sondern tragen zur Sättigung und Vermeidung von plötzlichem Blutzuckeranstieg bei. Damit dies gelingt, ist es ratsam, möglichst wenig Obst mit hohem Fruktoseanteil zu verwenden. Dass die Gewichtsabnahme mit Smoothies funktioniert, ist darüber hinaus auf den hohen und konzentrierten Nährstoffgehalt der Smoothies zurückzuführen. Aber auch der Effekt, dass Smoothies dem Körper dazu verhelfen, sich von belastenden Schad- und Schlackenstoffen zu befreien, kann zur Gewichtsreduktion beitragen. Im Übrigen sind grüne Smoothies nicht nur eine der gesündesten, sondern auch eine der preiswertesten Möglichkeiten, sich auf effektive Weise dauerhaft vom Übergewicht zu verabschieden.

Entgiften mit Smoothies

Als ich vor über 5 Jahren das Buch „Entgiften von A-Z" schrieb, war mir zwar durchaus die zentrale Bedeutung dieses Themas im Hinblick auf die Gesundheit bewusst, ich ahnte jedoch nicht, wie rasant das Interesse daran in so kurzer Zeit zunehmen würde. Und wenn mir damals jemand gesagt hätte, dass ich eines Tages ein Smoothie-Buch schreiben würde, in dem es auch darum gehen würde, den Körper zu entgiften, dann hätte ich es nicht glauben können. Doch es ist gut so, wie es jetzt ist. Denn eins ist so wichtig wie das andere und sinnvoll ist die Kombination sowieso. Also wer entgiftet, tut gut daran, regelmäßig Smoothies zu verzehren, denn sie tragen maßgeblich zur Ausscheidung von Schad- und Schlackenstoffen bei.

Was vergiftet uns?

Wenn es um Entgiftung geht, ist es naheliegend, sich zunächst mal die Frage zu stellen, *was* uns eigentlich vergiftet. Denn was nützt der ganze Aufwand, den wir für eine Entgiftung betreiben, wenn wir auf der anderen Seite ständig für Nachschub mit weiteren Schadstoffen sorgen? Im Wesentlichen unterscheidet man zwischen schädlichen Substanzen, die der Körper selbst produziert und als *Stoffwechselabfallprodukte* bezeichnet werden und Schadstoffen, die dem Körper von außen zugeführt werden. Unabhängig davon, woraus die Belastungen resultieren, ist ein gesunder Körper in der Lage, die schädlichen Substanzen selbst auszuscheiden, sodass diese keinen Schaden anrichten können. Auch die Menge ist von Bedeutung, denn ein Übermaß an Schadstoffen kann irgendwann

auch der vermeintlich gesündeste Körper nicht mehr aus eigener Kraft beseitigen. Überhaupt stellt sich in der heutigen industriellen Zeit, in der es weltweit kaum noch ein Entrinnen gibt vor den unzähligen Schadstoffen, die Frage: welcher Mensch ist wirklich noch in der Lage und so gesund, dass der Körper die Entledigung der aufgenommenen Schadstoffe alleine bewerkstelligen kann? Und ist es nicht so, dass wir ständig wieder mit neuen schädlichen Substanzen konfrontiert werden?

Die Umwelt ist voll davon, von all den gefährlichen und durchaus als krebserregend bekannten Substanzen. Man sieht sie nicht, man hört sie nicht, man schmeckt sie nicht. Das macht sie so gefährlich, denn man kann ihnen kaum ausweichen.

Selbst in den eigenen vier Wänden sind wir nicht vor ihnen sicher. Hier lauern Lösungsmittel aus Farben und Holzschutzmitteln, chemische Zusatzstoffe in Lebensmitteln und Kosmetikartikeln. Selbst in Obst- und Gemüsegeschäften sind wir nicht mehr sicher, dort, wo all die vermeintlich gesunden Leckereien angepriesen werden, die durch Insektizide, Herbizide und Pestizide zu ihrem Glanz und Gloria gezüchtet wurden, damit sie schön ausschauen und gerne gekauft werden.

Auf der Straße umgeben uns Autoabgase und Industrieemissionen, und im eigenen Mund tragen wir hochgiftiges Quecksilber spazieren, das beim Zahnarzt als Sondermüll deklariert werden muss, aber in unseren Mündern angeblich keinen Schaden anrichtet.

Wenn man all das liest, glaubt man sich in einer verrückten Welt, und dennoch ist sie um so vieles realer als die allermeisten Menschen es erahnen.

Wenn das Fass überläuft

Wenn ein Mensch mit derart vielen schädlichen Substanzen konfrontiert wird und dazu womöglich noch über unzureichende Entgiftungskapazitäten verfügt, dann ist es nur eine Frage der Zeit, wann das Fass zum Überlaufen kommt.

Dies hat zur Folge, dass die belastenden Giftstoffe in verschiedensten Körperregionen deponiert werden. Meistens geschieht dies als erstes dort, wo sich ohnehin schon der individuelle Schwachpunkt befindet, so kann es beispielsweise die Bauchspeicheldrüse sein, aber auch die Leber, der Darm, die Nieren und diverse andere.
Die hier angesammelten Giftstoffe sammeln sich in den jeweiligen Zellen, im Blut, ganz besonders jedoch in den Fettzellen. Und genau dies ist der Ansatz bei jedweder Entgiftungsform – die Entfernung der Toxine aus den Zellen.

Wie umfangreich entgiften?

Wenn es also um eine Entgiftung geht, sollte man sich zunächst die Frage stellen: was soll mit einer Entgiftung eigentlich bezweckt werden? Geht es um eine allgemeine Entlastung des Körpers, um eine Verbesserung des Wohlbefindens, mehr Leistungsvermögen und weniger Müdigkeit?
Sind es eher kleine Zipperlein, die man loswerden möchte, oder sprechen wir hier von einer schwerwiegenden chronischen Vergiftung, wie sie durch diverse Schadstoffe ausgelöst werden kann?
So ist die allgemeine Entgiftung, wo es eher um eine insgesamte Entlastung des Organismus geht, mit vergleichsweise einfachen Maßnahmen möglich.
Anders verhält es sich hingegen bei einer nachgewiesenen chronischen Vergiftung, die einen krankhaften Befund darstellt. Hier sind tiefgreifendere Maßnahmen vonnöten. Smoothies sind in diesen Fällen zwar auch sehr sinnvoll, aber nur ein Baustein von vielen.

Wie entgiften Smoothies?

Dass grüne Smoothies in der Lage sind, den Körper zu entgiften, steht außer Frage. Fraglich ist jedoch, wie das eigentlich möglich ist. Grundsätzlich zeigt sich das Entgiftungsvermögen der Smoothies auf vielfältige Weise, und zwar nicht nur durch einen optischen Effekt in Form von Gewichtsreduktion, sondern auch durch ein deutlich verbessertes Hautbild. Die Haut wirkt weniger grau, fahl und faltig. Stattdessen zeigt sie sich klarer, ebener und weicher. Manch einer wird verwundert gefragt, was für eine Wundercreme er neuerdings benutzen würde, dabei kommt wahre Schönheit bekanntermaßen ja hauptsächlich von innen. Und in diesem Fall eben durch grüne Smoothies. Möglich wird all dies durch die extrem hohe Nährstoffdichte, über die Smoothies verfügen. So enthalten sie einen fast schon spektakulären Vitalstoffmix, der in dieser Wertigkeit seinesgleichen sucht wie zahlreiche Mineralien, Vitamine, Spurenelemente, Aminosäuren und Enzyme. In dieser einzigartigen Verbindung, wie sie selbst hochwertige Nahrungsergänzungsmittel nicht aufweisen können, sind Smoothies in der Lage, unerwünschte Schadstoffe aus dem Körper hinaus zu schleusen und den Stoffwechsel anzukurbeln. Je mehr man durch den Verzehr von Smoothies beabsichtigt, den Körper zu entgiften, umso mehr empfiehlt es sich, bestimmte Wildkräuter hinzuzufügen, die für ihre Entgiftungsfähigkeiten bekannt sind. Hierzu zählen insbesondere *Mariendistel, Koriander, Brennnesseln, Löwenzahn, Giersch, Bärlauch und Roter Wiesen-Klee.*

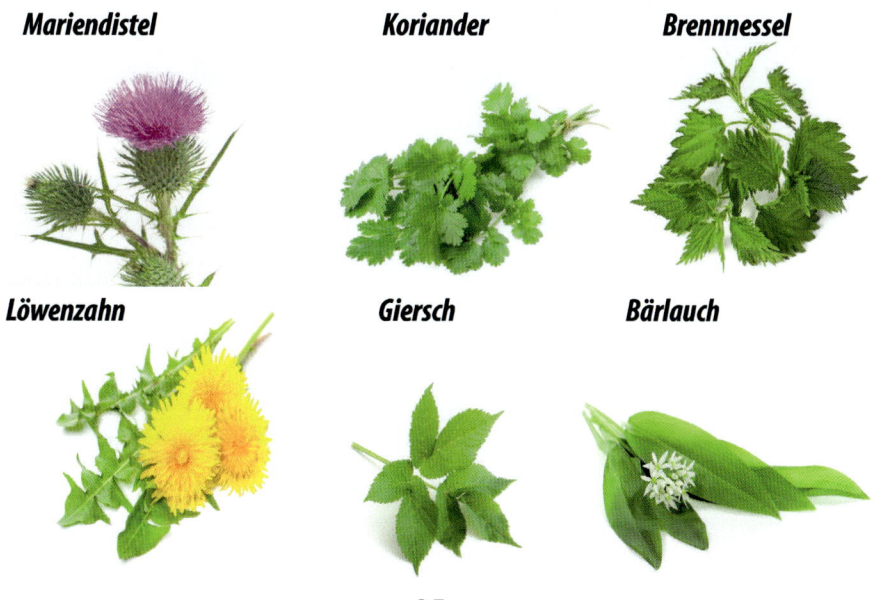

Mariendistel

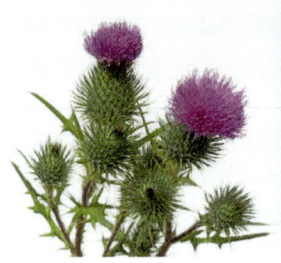

- enthält den Wirkstoff *Silymarin,* welches die äußere Hülle der Leberzellen schützt
- kann das Fortschreiten mancher Leberkrankheiten, etwa einer Leberverfettung, verlangsamen
- kann den Körper auch in anderen Belangen unterstützen – zum Beispiel im Kampf gegen Darm- und Lungenkrebs

Koriander

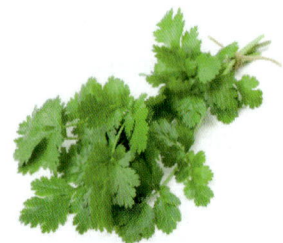

- fördert die Ausleitung von Giftstoffen
- kann bei Magen-Darm-Beschwerden, antibiotikaresistenten Infektionen oder chronischen Entzündungskrankheiten helfen
- gilt als natürliches Antibiotikum

Brennnessel

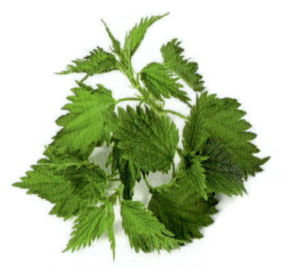

- bei rheumatischen Beschwerden (äußerliche Anwendung), Verdauungsbeschwerden, Nierenleiden, Gallenerkrankungen
- blutreinigend und entgiftend
- enthält Enzyme und pflanzliche Hormone, die eine krebsvorbeugende Wirkung haben können
- senkt den Blutzuckerspiegel, hemmt Entzündungen, lindert Prostatabeschwerden

Löwenzahn

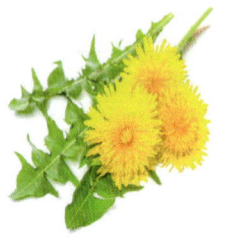

- bei rheumatischen Beschwerden, Gicht, Leberbeschwerden
- harntreibende Wirkung
- wirkt blutreinigend
- gegen Verdauungsbeschwerden

Giersch

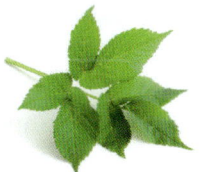

- mild harntreibend und abführend
- entzündungshemmend
- antirheumatisch
- entsäuernde Wirkung
- bei Rheuma,- und Gichtbeschwerden
- Hinweis: Verwechslungsgefahr mit giftigen Pflanzen bei ähnlichem Blütenstand

Bärlauch

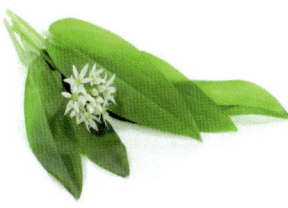

- antibakteriell
- blutdrucksenkend
- senkt den zu hohen Cholesterinspiegel
- wirkt präventiv gegen Gefäßverkalkung
- vorbeugende Wirkung gegen Herzinfarkt und Schlaganfall
- blutreinigend
- entzündungshemmend
- harntreibend
- schleimlösend
- Stoffwechsel anregend
- allgemein stärkend
- Hinweis: ähnelt den giftigen Pflanzen „Herbstzeitlose" und „Maiglöckchen", sowie „Aronstab" (Verwechslungsgefahr)

Roter Wiesen-Klee

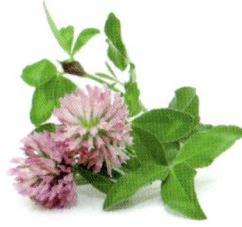

- bei Durchfall, Husten, chronischen Hauterkrankungen
- bei Beschwerden in den Wechseljahren durch enthaltene Isoflavone
- vorbeugend gegen hormonabhängige Krebserkrankungen der Brust, Gebärmutter, Prostata
- blutreinigend

Kurzfristige oder langfristige Entgiftung?

Damit es nicht nur bei einem kurzzeitigen Erfolgserlebnis bleibt, ist es wichtig, Smoothies regelmäßig zu verzehren, denn die Rückkehr in altbekannte Gewohnheiten und Schlemmereien birgt immer auch die Gefahr der Rückkehr in das altbekannte Nicht-Wohlfühlen. Okay, es gehört ein Stück weit Disziplin hinzu, wenn man Smoothies fortan tagein, tagaus auf den Speiseplan setzen möchte. Aber oft ist das nur zu Beginn mit Disziplin verbunden, denn irgendwann geht das Trinken von püriertem Grünzeug in Fleisch und Blut über, ohne dass man es noch bewusst wahrnimmt. Und dennoch – wer Smoothies für sich entdeckt, sollte nicht das Gefühl aufkommen lassen, das weitere Leben und den Rest von heute kasteiend aushalten zu müssen. Das soll es nicht sein, und wird es auch nicht, wenn man für sich das nötige Maß erkennen kann. Hier ist sicher maßgeblich, in welcher gesundheitlichen Situation man sich befindet. Wenn jemand nur kleine Zipperlein zu beklagen hat, dann kann hier eine kurzweilige Erholungspause, während der der Körper mithilfe von grünen Smoothies verschnaufen und entgiften kann, schon gute Dienste leisten. Ein, zwei oder auch drei Wochen, in denen viele Smoothies verzehrt werden, können dann schon für eine gute Portion mehr Energie sorgen. Hat man jedoch beträchtliche gesundheitliche Großbaustellen, so sind weitere Maßnahmen unabdingbar und sollten mit dem behandelnden Arzt besprochen werden.

Wie bereitet man Smoothies zu?

Smoothies zuzubereiten, geht extrem einfach: Obst und Gemüse mit ausreichend Flüssigkeit in einen Mixer geben und in nur wenigen Minuten zerkleinern. Bevor man mit dem eigentlichen Zubereiten des Smoothies beginnt, müssen die Obst- und Gemüsesorten sorgfältig ausgewählt werden. Für die Auswahl der Zutaten ist wichtig zu unterscheiden, ob man Smoothie-Neuling ist, denn dann sollte das Obst- und Gemüseverhältnis bei 60:40 liegen. Fortgeschrittene hingegen wählen ihren Grünanteil höher (60 % und mehr).

Je nach Obst- und Gemüsesorte werden diese geputzt, geschält, entkernt und in grobe Stücke geschnitten, bevor sie zusammen mit einer Flüssigkeit in den Mixer gefüllt werden. Sobald die gewünschte Konsistenz erreicht ist, sollte man probieren, ob der Geschmack gefällt oder eventuell etwas ergänzt werden sollte. Ist das Smoothie nicht süß genug, kann man gegebenenfalls etwas Honig oder Stevia hinzugeben. Auch eine reife Banane, ein süßer Apfel oder eine reife Birne geben dem Smoothie eine süße Note.

Auch die Konsistenz kann dem persönlichem Geschmack angepasst werden. Je nachdem, welche Konsistenz das Smoothie erhalten soll, ob man es lieber wie ein Getränk trinken oder wie einen Brei löffeln möchte, wählt man die Flüssigkeitsmenge aus. Dabei werden alle Zutaten so lange gemixt, bis alles gründlich zerkleinert ist und eine eher flüssige oder sämige Konsistenz erreicht ist.

Ist das Smoothie zu breiig, obwohl man flüssigere Varianten bevorzugt, so kann man dies mit der Zugabe von zusätzlichem Wasser oder einer anderen passenden Flüssigkeit erreichen. Etwas schwieriger ist es, wenn man eine breiige Konsistenz wünscht, das Smoothie jedoch viel flüssiger geworden ist. In diesem Fall empfiehlt es sich, hartes und somit flüssigkeitsarmes Gemüse wie Kohlrabi und Zucchini hinzuzugeben. Entscheidend für die Sämigkeit ist allerdings nicht nur die Auswahl der Zutaten, sondern auch die Leistungsfähigkeit des Mixers. Je mehr Power ein Mixer hat, umso besser werden die Zutaten zerkleinert. Lesen Sie hierzu das Kapitel „Der Smoothie-Mixer".

Was kommt rein?

Eigentlich ist es sehr einfach, denn alles, was Obst und Gemüse heißt, kann grundsätzlich zu einem Smoothie gemixt werden. Der eigenen Kreativität sind somit keine Grenzen gesetzt. Allerdings ist Smoothie nicht gleich Smoothie, denn wie wertvoll und nahrhaft der Mix tatsächlich ist, hängt maßgeblich von dem ab, was drin steckt. Und dabei gilt die Devise: je grüner, desto gesünder. Obst hingegen sollte bei grünen Smoothies nur eine Bereicherung sein, um den sonst etwas gewöhnungsbedürftigen und mitunter bitteren Geschmack zu verbessern. Im Vergleich zu Gemüse enthält Obst sehr große Mengen Fruchtzucker, der in jüngster Zeit zunehmend kritisch betrachtet wird und inzwischen im Verdacht steht, für Übergewicht verantwortlich zu sein. Außerdem sind heutzutage viele Menschen von einer Fruktoseintoleranz betroffen und können den im Obst enthaltenen Fruchtzucker nicht vertragen. Hinzukommt, dass Obst im Vergleich zu Gemüse einen deutlich geringen Anteil an Nährstoffen enthält.

Das in Smoothies verwendete Obst sollte insbesondere aus Beeren und vergleichsweise fruchtzuckerarmen Obstsorten bestehen wie etwa Grapefruits, sauren Äpfeln und sauren Apfelsinen. Früchte mit einem höheren Fruchtzuckeranteil werden nur in geringen Mengen verwendet.

Auch bei Gemüse gibt es Unterschiede, die man beachten sollte, wenn man Wert auf eine hohe Nährstoffdichte legt. Wenn es darum geht, einen besonders intensiven und hochwertigen Nährstoffmix zuzubereiten, dann haben alle Blattgemüse, Blätter von Kohlrabi, Rote Bete und Radieschen sowie Wild- und Küchenkräuter die Nase ganz weit vorn. Und das besonders dann, wenn diese vor Frische nur so strotzen und möglichst direkt gepflückt den schnellsten Weg in den Mixer finden.

Dies ist am einfachsten dann möglich, wenn Obst und Gemüse aus dem eigenen Garten zur Verfügung steht, denn dies ist den Kollegen aus dem Supermarkt in der Regel hinsichtlich Frische und Nährstoffgehalt deutlich überlegen. Womöglich haben die Supermarkt-Produkte schon eine halbe Weltreise hinter sich, bevor sie im Smoothie-Mixer landen, weil gerade Salatsaison in Neuseeland ist und in Deutschland außer Schneemännern nichts im Garten wächst. Was also in einem Smoothie landen sollte, ist auch von der jeweiligen Jahreszeit abhängig. Sogar Kerne wie beispielsweise von Avocados, Äpfeln, Birnen und Granatäpfeln sind möglich, wenn der Mixer entsprechend stark genug ist. Damit ein Smoothie zubereitet werden kann und eine ausreichend flüssige Konsistenz möglich wird, mixt man das Obst und Gemüse nach Belieben mit Wasser. Aber auch andere Flüssigkeiten können nach persönlichem Geschmack verwendet werden. Besonders wertvoll sind Kokoswasser und bestimmte Teesorten in abgekühlter Form wie insbesondere Ingwertee und grüner Tee. Möglich sind aber auch viele andere Flüssigkeiten wie etwa Obst- und Gemüsesäfte, Reis-, Hafer-, Mandel- und Kokosmilch. Auch Kuhmilchprodukte wie Milch, Dickmilch und Kefir kommen grundsätzlich in Frage, werden allerdings von vielen Smoothie-Experten aus verschiedenen Gründen nicht empfohlen.

Um den ohnehin schon dichten und hochwertigen Nährstoffmix der Smoothies noch weiter zu optimieren, kann man bestimmte Nahrungsergänzungen hinzufügen, die bekannt sind für besondere Inhaltsstoffe und als „Superfood" bezeichnet werden. Auch hier haben die grünen Kandidaten Vorrang wie insbesondere Spirulinaalgen, Chlorellaalgen, Gerstengras, Matcha und Moringa. Aber auch Curcuma, Gojibeeren, Blütenpollen und Chiasamen sind wertvolle Ergänzungen.

Welche Zutaten letztendlich zu einem Smoothie gemixt werden, hängt einzig und allein davon ab, welchen Sinn und Zweck man mit den Smoothies erfüllen möchte. Geht es eher allgemein darum, sich gesund zu ernähren, oder gibt es ein konkretes gesundheitliches Anliegen? Möchten Sie entgiften und den Körper von Schadstoffen und Schlacken befreien? Wünschen Sie sich mehr Energie oder ist eine Gewichtsreduzierung Ihr Ziel? Je nach Wirksubstanzen der Zutaten können Sie die für Sie passenden Smoothies kreieren.

Achten Sie bei der Zusammenstellung auch immer darauf, was Sie vertragen, denn nur das, was der Körper optimal verstoffwechseln kann, kann ihm helfen. Was nützt es, wenn Sie Zutaten auswählen, die Ihnen Blähungen oder andere unangenehme Erscheinungen bereiten? Gesund ist immer nur das, was der Körper auch vertragen kann.

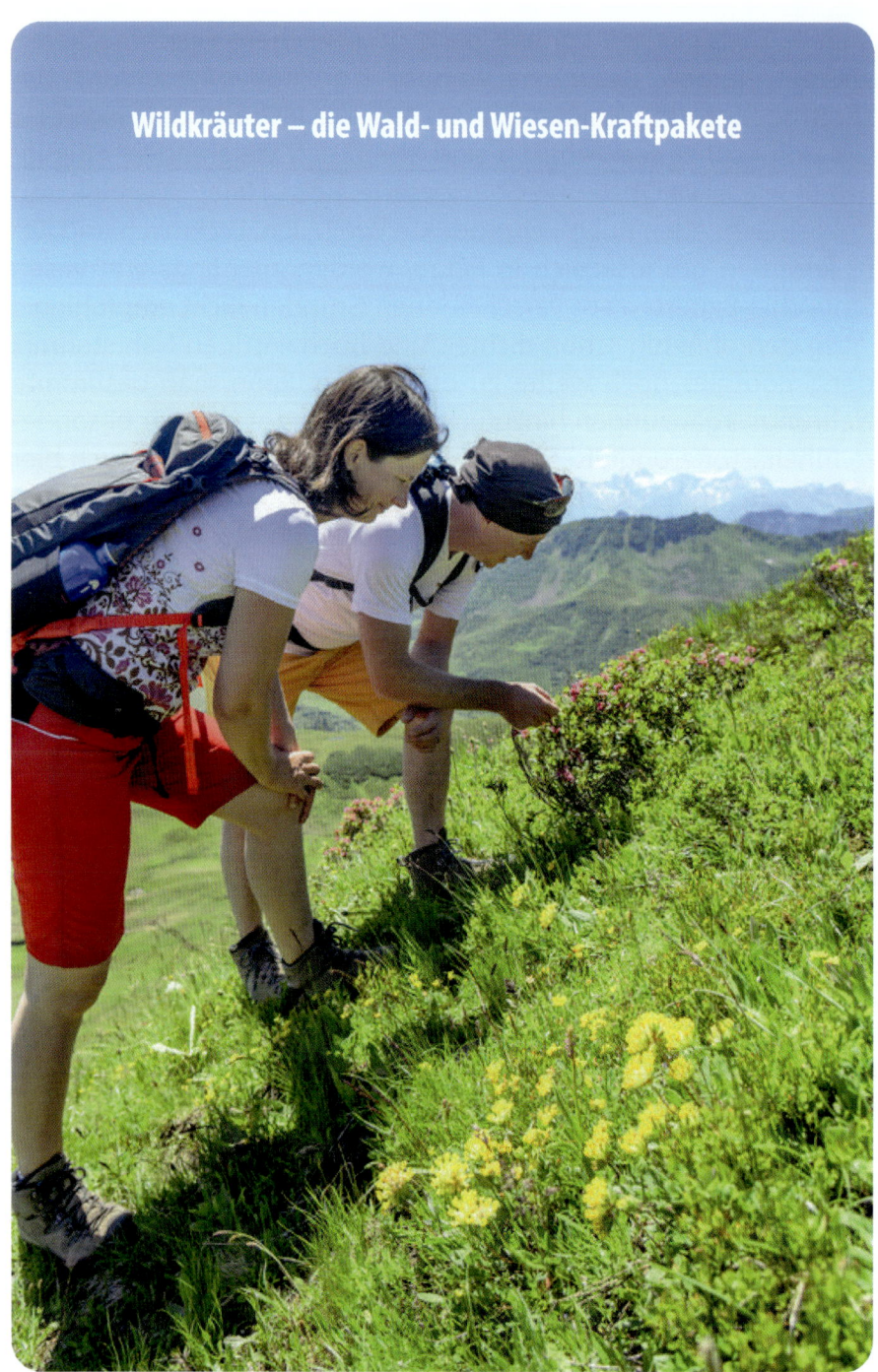
Wildkräuter – die Wald- und Wiesen-Kraftpakete

andere Flüssigkeiten können nach persönlichem Geschmack verwendet werden. Besonders wertvoll sind Kokoswasser und bestimmte Teesorten in abgekühlter Form wie insbesondere Ingwertee und grüner Tee. Möglich sind aber auch viele andere Flüssigkeiten wie etwa Obst- und Gemüsesäfte, Reis-, Hafer-, Mandel- und Kokosmilch. Auch Kuhmilchprodukte wie Milch, Dickmilch und Kefir kommen grundsätzlich in Frage, werden allerdings von vielen Smoothie-Experten aus verschiedenen Gründen nicht empfohlen.

Um den ohnehin schon dichten und hochwertigen Nährstoffmix der Smoothies noch weiter zu optimieren, kann man bestimmte Nahrungsergänzungen hinzufügen, die bekannt sind für besondere Inhaltsstoffe und als „Superfood" bezeichnet werden. Auch hier haben die grünen Kandidaten Vorrang wie insbesondere Spirulinaalgen, Chlorellaalgen, Gerstengras, Matcha und Moringa. Aber auch Curcuma, Gojibeeren, Blütenpollen und Chiasamen sind wertvolle Ergänzungen.

Welche Zutaten letztendlich zu einem Smoothie gemixt werden, hängt einzig und allein davon ab, welchen Sinn und Zweck man mit den Smoothies erfüllen möchte. Geht es eher allgemein darum, sich gesund zu ernähren, oder gibt es ein konkretes gesundheitliches Anliegen? Möchten Sie entgiften und den Körper von Schadstoffen und Schlacken befreien? Wünschen Sie sich mehr Energie oder ist eine Gewichtsreduzierung Ihr Ziel? Je nach Wirksubstanzen der Zutaten können Sie die für Sie passenden Smoothies kreieren.

Achten Sie bei der Zusammenstellung auch immer darauf, was Sie vertragen, denn nur das, was der Körper optimal verstoffwechseln kann, kann ihm helfen. Was nützt es, wenn Sie Zutaten auswählen, die Ihnen Blähungen oder andere unangenehme Erscheinungen bereiten? Gesund ist immer nur das, was der Körper auch vertragen kann.

Wildkräuter – die Wald- und Wiesen-Kraftpakete

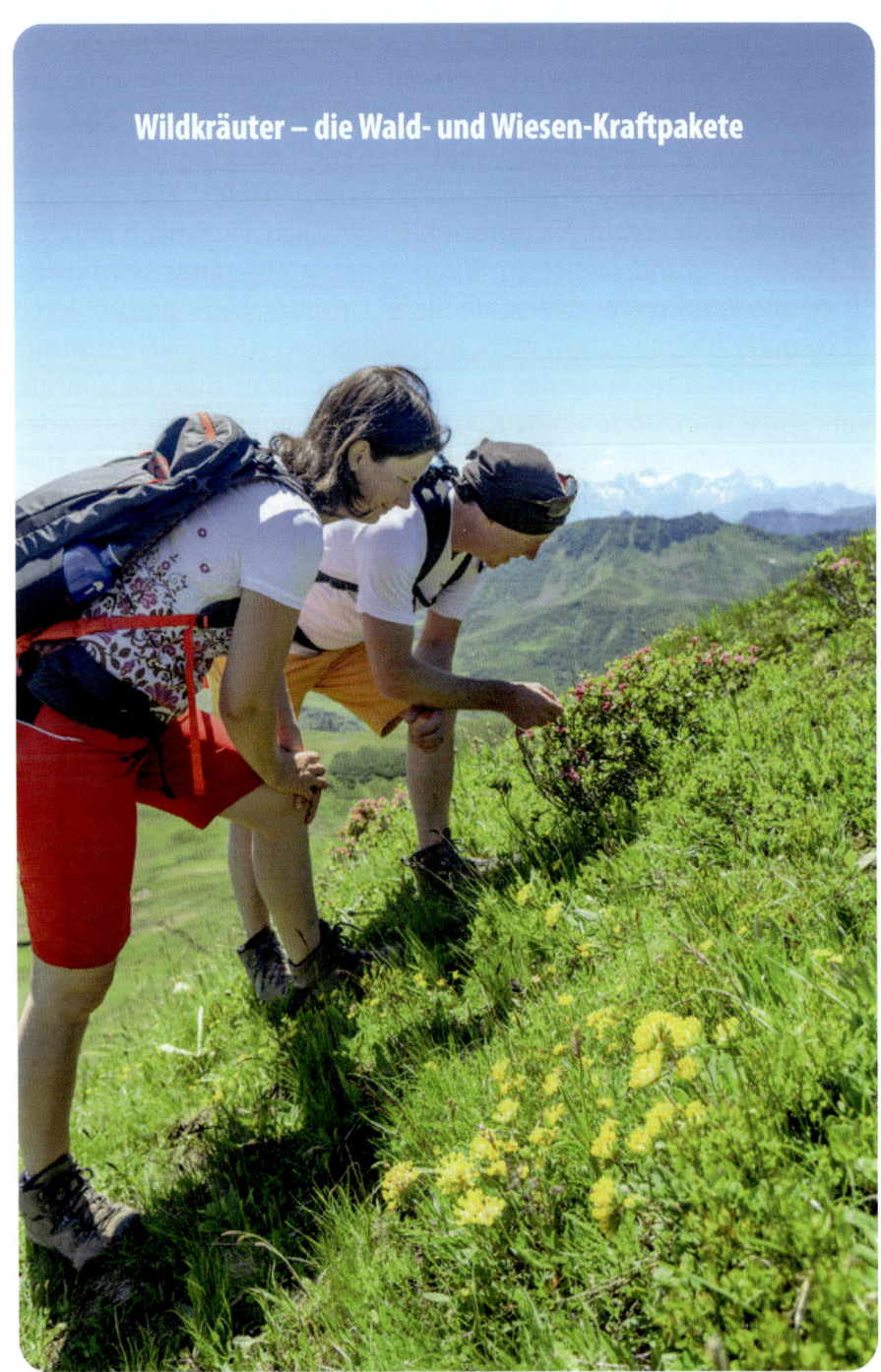

Wenn der Frühling mit seinen warmen Sonnenstrahlen Einzug hält, und alles erwartungsvoll aus der Erde sprießt, dann ist es nur noch eine Frage der Zeit, wann sich Brennnesseln, Löwenzahn und Co. wieder im Garten breitmachen.

Dieses Grünzeug, welches gemeinhin auch als Unkraut bezeichnet wird, ist fast jedem Hobbygärtner ein Dorn im Auge. Wahrscheinlich dächten viele von ihnen anders, wenn Sie ein bisschen mehr über diese eigentlich sehr wertvollen Pflanzen wüssten? Denn Vieles, was bislang immer auf dem Komposthaufen, in der Biotonne oder im Hasenstall gelandet ist, sollte ab heute lieber den Weg in den Smoothie-Mixer finden und nicht mehr als Unkraut, sondern vielmehr als Wildpflanze oder Wildkraut betrachtet werden.

Denn sie sind wahre Überlebenskünstler. Dies bezieht sich nicht allein darauf, dass Hobbygärtner ihnen mit allen verfügbaren Mitteln wie Jäten, Unkrautvertilgungsmitteln und trampelnden Füßen zu Leibe rücken, sondern auch darauf, dass sie zumeist an sehr unwirtlichen Stellen ihr Dasein fristen. Die Bedingungen, unter denen sie leben, sind gekennzeichnet durch Wassermangel, Lichtmangel, Nährstoffmangel und eine trostlose Umgebung. Mauerritzen, Gehwegplatten und Straßenränder sind wahrhaftig keine schönen Plätze, an denen es heimelig zugeht.

Trotz dieser unwirtlichen Umstände schaffen sie es dennoch auf beeindruckende Weise, sich zu behaupten und in kürzester Zeit, nachdem sie gnadenlos entfernt wurden, wieder nachzuwachsen, sich aufzurichten, um bald wieder in großer Pracht und mit ganzem Stolz ihren unbändigen Überlebenswillen zu demonstrieren. Dies zeugt auch davon, über welch starke Eigenschaften Wildkräuter verfügen. Eine der wichtigsten Überlebensstrategien besteht in der Bildung von langen ausufernden Wurzeln. Jeder kennt sie, die langen und fest sitzenden Wurzeln des Löwenzahns, die sich ohne mechanisches Gerät kaum beseitigen lassen.

Dabei gibt es Wildkräuter, die noch über weitaus längere Wurzelgeflechte verfügen. Dieses ist wichtig, damit sie tiefer liegende und damit fruchtbarere Bodenschichten erreichen können, die viele wertvolle Nährstoffe enthalten.

Hierdurch erklärt sich, warum Wildkräuter über einen so vielfältigen Nährstoffkomplex verfügen und damit all das Grünzeug im Supermarktregal um Welten übertreffen und eigentlich viel mehr in der Küche als auf einem Komposthaufen zu suchen haben. Je nach Pflanzenart und Standort verfügen Wildkräuter über einen bis zu 400-fach höheren Nährstoffgehalt als heutige Kulturpflanzen.

Kein Wunder also, dass Wildkräuter bei gesundheitsorientierten Menschen längst ihren festen Platz auf dem Speiseplan erobert haben. Meistens in Form von Salaten und Smoothies. Dabei begeistern sie nicht nur aufgrund ihrer wertvollen Nährstoffe, sondern auch mit ihrer geschmacklichen und optischen Bereicherung, indem sie Smoothies eine intensivere grüne Farbe verleihen. Ein netter Nebeneffekt, den Wildkräuter aus dem eigenen Garten oder der freien Natur mit sich bringt: sie kosten nichts.

Überzeugte Smoothie-Fans, die Wildkräuter als eine wertvolle Schatzkammer für sich entdeckt haben, pflegen inzwischen Unkrautbeete in ihren Gärten oder auf dem Balkon. Auch als Sammler in der freien Natur sind sie unterwegs. Doch ohne ein geschultes Auge sollte man sich nicht auf die Suche von Wildkräutern begeben, da doch einige Dinge zu beachten sind, um tatsächlich die richtige Auswahl zu treffen.

Um sich vor schädlichen Substanzen zu schützen, sollten die Kräuter nur an den Orten gesammelt werden, an denen keine chemischen Pflanzenschutzmittel eingesetzt werden. Auch schneebeseitigende Chemikalien sollten nicht mit den Pflanzen in Berührung gekommen sein. Selbstverständlich sollte man auch das Sammeln an stark befahrenen Straßen unterlassen, denn die hier vorkommenden Autoabgase und andere chemische Substanzen werden von den hier angesiedelten Pflanzen aufgenommen und eignen sich natürlich nicht zum Verzehr. Auch der eigene Garten schützt nicht automatisch vor schädlichen Substanzen. Stehen die Wildkräuter beispielsweise in einem Beet, welches mit Dünger oder Pflanzenschutzmitteln behandelt wird, so sind sie für die Smoothie-Verwendung ebenso ungeeignet.

Unerlässlich ist es, dass man ein paar Grundregeln für das Sammeln von Wildpflanzen beherzigt, von denen die wichtigste lautet: Wissen aneignen. Hier verhält es sich wie mit dem Pilzesammeln. Denn giftige und ungiftige Pflanzen können zum Verwechseln ähnlich sein, und nicht immer sind die entscheidenden Unterschiede mit bloßem Auge erkennbar. Hinzukommt, dass bei einigen Wildpflanzen nur bestimmte Bestandteile essbar sind, wie etwa die Blüten oder Blätter. Hat man erst einmal damit begonnen, in die Welt der Wildkräuter einzutauchen, dann werden Sie Feuer fangen und gar nicht mehr aufhören wollen. Da macht dann auch das Lernen sehr viel Freude, und das Sammeln und Probieren noch viel mehr. Spätestens dann, wenn der Erfolg Sie bestätigen wird.

Um zu lernen, welche Pflanzen und Standorte geeignet sind, ist es empfehlenswert, an Kräuterwanderungen teilzunehmen, die inzwischen vielerorts angeboten werden. Dies ist die beste Möglichkeit, die essbaren Pflanzen kennenzulernen und diese zu berühren, zu riechen und zu schmecken. Dabei erfahren Sie auch, wie Sie nicht genießbare oder sogar giftige Pflanzen erkennen und sich vor entsprechenden Gefahren schützen können.

Gibt es in Ihrer Nähe keine Möglichkeit zur Teilnahme an einer Kräuterwanderung, nutzen Sie die vielen Informationsmöglichkeiten im Internet oder in entsprechender Literatur, um sich in dieses spannende Thema einzulesen.

Wer keine Möglichkeit hat, selbst Wildkräuter zu züchten oder zu sammeln, kann diese übrigens auch auf Wochenmärkten, in Bioläden und Internetshops kaufen. Wenngleich natürlich frisch gepflückte Kräuter, die schnellstmöglich im Smoothie-Mixer landen, aufgrund ihres höheren Nährstoffgehaltes und intensiveren Geschmackserlebnisses immer Vorrang haben sollten.

Bei der Auswahl der jeweiligen Wildkräuter sollten Sie bedenken, dass diese viel geschmacksintensiver sind als Kulturpflanzen. Besonders der häufig bittere Geschmack ist gewöhnungsbedürftig, sodass anfangs eine geringe Dosierung gewählt werden sollte, die man im Laufe der Zeit steigert.

Superfoods – die besonders wertvollen Smoothie-Zutaten

Auch wenn es bislang keine „offizielle" Definition des Begriffes „Superfoods" gibt, so sind landläufig mit Superfoods jene Lebensmittel gemeint, die über besonders hohe Nährstoffkonzentrationen verfügen und diese Lebensmittel somit außergewöhnlich wertvoll und gesundheitsfördernd erscheinen lassen. Superfoods verdienen ihren Namen erst dann, wenn sie über einen hochwertigen Vitalstoffmix verfügen und damit herkömmlichen Lebensmitteln um Längen voraus sind. So wie die Begrifflichkeit der Superfoods nicht genau abgegrenzt ist, so ist auch die „Zugehörigkeit" zu dieser Familie fließend. Während häufig nur diejenigen hinzugezählt werden, die es in Form von Nahrungsergänzungsmitteln gibt wie beispielsweise Curcuma, Matcha und Spirulinaalgen, werden an anderen Stellen auch bestimmte Obst- und Gemüsesorten hinzugezählt.

Gemein ist all diesen beeindruckenden „Nährstoffbomben" jedenfalls, dass sie über besonders gesundheitsfördernde Eigenschaften verfügen, indem ihnen eine antioxidative, entzündungshemmende, antivirale, antimikrobielle, antimykotische oder sogar krebshemmende Wirkung nachgesagt wird.
Auch wenn derartige Eigenschaften zuweilen etwas übertrieben erscheinen mögen, so ist doch häufig eine allgemeine Verbesserung des Wohlbefindens, und eine verbesserte Leistungsfähigkeit und mehr Energie zu beobachten, wenn man regelmäßig Superfoods zu sich nimmt. Die Liste der Superfoods ist in den vergangenen Jahren stark angewachsen, insbesondere betrifft dies diejenigen, die den Nahrungsergänzungsmitteln zugeordnet werden. Waren es vor 10 Jahren noch hauptsächlich Ginseng, Spirulina- und Chlorellaalgen, die man als Superfood bezeichnete, so haben sich nun einige weitere besondere Lebensmittel hinzugesellt wie insbesondere Chiasamen, Curcuma, Matcha, Gojibeeren, Erdmandeln, Moringa, Acaibeeren, Gerstengras, Ingwer und Camu-Camu.
Für Smoothies bedeutet die Zugabe von Superfoods nichts an-

deres, als den ohnehin schon vergleichsweise hohen Nährstoffgehalt durch die Zugabe von diversen Superfoods noch weiter zu optimieren und ihnen noch mehr Power zu verleihen.

In den Smoothie-Rezepten in diesem Buch sind insbesondere diese Superfoods enthalten:

Avocado – die unterschätzte Geheimwaffe

Wenn es um eine Extraportion Nährstoffe geht, dann sollte im Smoothie eine Avocado nicht fehlen. Denn hier hat man es mit einem geballten Paket an Naturkraft zu tun und zwar mit den Vitaminen A, B, C, D, K sowie Mineralstoffen und Spurenelementen wie Kalium, Calcium, Eisen, Mangan, Phosphor, Magnesium und Kupfer. Besonders hoch ist der Kaliumgehalt, was sich günstig auf die Vorbeugung von Bluthochdruck, Schlaganfall und Herzinfarkt auswirken kann. Der große Lecithinanteil trägt zur Stärkung der Nerven und verbesserter Konzentration bei. Auch die enthaltenen mehrfach ungesättigten Fettsäuren sind wertvoll, denn sie sind eine wichtige Basis dafür, dass die fettlöslichen Vitamine A und K vom Körper aufgenommen werden können.
Darüber hinaus enthält die Avocado in hohem Maße Ballaststoffe. Diese unterstützen die Verdauung, sorgen für ein schnelleres und länger anhaltendes Sättigungsgefühl und senken außerdem den Cholesterinspiegel. Nach dem Verzehr wird der Blutzuckeranstieg gering gehalten, was die Avocados somit durchaus auch bei einer Diät interessant macht, sodass sie trotz des relativ hohen Kaloriengehalts dennoch verwendet werden können.
Wenn Sie bislang noch wenig Erfahrung mit Avocados haben, sollten Sie einige Dinge beim Kauf und für die Aufbewahrung wissen. Wenn Avocados in ihren Ursprungsländern wie etwa Israel, Afrika und Mittelamerika geerntet werden, sind sie noch unreif und somit steinhart. Auch wenn sie im Obst- und Gemüsegeschäft zum Kauf angeboten werden, sind sie meistens noch in diesem Zustand,

Ausnahmen sind extra vorgereifte Avocados. Sind die Avocados bereits beim Kauf weich, dann ist der schnelle Verderb vorprogrammiert und sollten ganz zügig verzehrt werden, bevor sie verderben. Wenn man es nicht ganz eilig hat, sollte man beim Einkauf auf harte Avocados zurückgreifen und sie Zuhause in zwei bis fünf Tagen nachreifen lassen. Um den Reifungsprozess zu beschleunigen, wickeln Sie die Avocado in eine Papiertüte ein, und lagern diese bei mäßig warmer Zimmertemperatur. Wenn Sie einen Apfel hinzulegen, reift die Avocado sogar noch schneller. Reif ist eine Avocado dann, wenn das Fruchtfleisch bei leichtem Fingerdruck auf die Schale nachgibt. Am einfachsten ist es, wenn man sie längsseitig halbiert, den Kern heraustrennt und das Fruchtfleisch mit einem Löffel ausschabt. Sobald das Fruchtfleisch mit Sauerstoff in Kontakt kommt, beginnt eine bräunliche Verfärbung. Aus diesem Grund ist es wichtig, sie umgehend zu verarbeiten, mit Zitronensaft zu beträufeln oder sie sofort im Kühlschrank aufzubewahren.

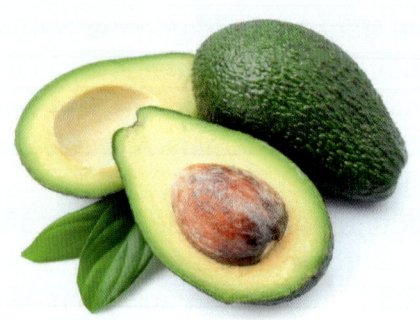

Die Avocado ist ein wahres Super-Food: Reich an den Vitaminen A, B, C, D, K sowie Mineralstoffen und Spurenelementen wie Kalium, Calcium, Eisen, Mangan, Phosphor, Magnesium und Kupfer, eignet sie sich hervorragend als Bestandteil eines leckeren und gesunden Smoothies!

Chiasamen – der Neuling unter den Superfoods

Chiasamen gehören zu den jüngsten Superfoods, zumindest waren sie bis vor ca. 2 Jahren noch sehr unbekannt. In der Fitnessszene und bei vielen gesundheitsorientierten Menschen haben sie sich in kurzer Zeit etabliert, und hier hat man manchmal den Eindruck, als ginge ohne Chiasamen gar nichts mehr. Dabei sind Chiasamen keine Erfindung unserer Zeit, denn diese aus Mexiko stammenden, ölhaltigen Samen dienten seinerzeit schon den alten Maya als Grundnahrungsmittel. Ob sie damals auch schon über die vielen gesundheitsfördernden Eigenschaften wussten, sei mal dahingestellt, zumindest wussten sie sicher nicht im Detail, dass Chiasamen über wertvolle Antioxidantien, Eisen, Calcium, Magnesium sowie Vitamin E, Omega-3 und Omega-6-Fettsäuren verfügen.

Möglich hingegen ist, dass die Maya von dem zweifelsohne vorhandenen anhaltenden Sättigungsgefühl wussten, was heutzutage für viele Anhänger der Chiasamen ein wichtiger Grund ist, sie regelmäßig zu verzehren. Dieser Effekt ist insbesondere auf den hohen Ballaststoffanteil zurückzuführen, über den die Chiasamen verfügen. Die Darmgesundheit wird dies freuen, denn Ballaststoffe tragen maßgeblich zu regelmäßigem Stuhlgang bei.

Während sich die Verwendung der Chiasamen bei der Zubereitung herkömmlicher Mahlzeiten häufig als etwas schwierig gestaltet, weil womöglich passende Rezepte fehlen, ist die Verwendung in Smoothies hingegen sehr einfach. Hier kann man die Chiasamen nach Belieben einfach einstreuen. Je nach Smoothiemenge gibt man bis zu 2 EL in den Mixer. Je mehr Chiasamen hinzugegeben werden, umso größer muss allerdings die Flüssigkeitsmenge sein, weil Chiasamen viel Wasser binden und aufquellen. Dieses Phänomen zeigt sich auch, wenn man das Smoothie eine längere Zeit stehen lässt.

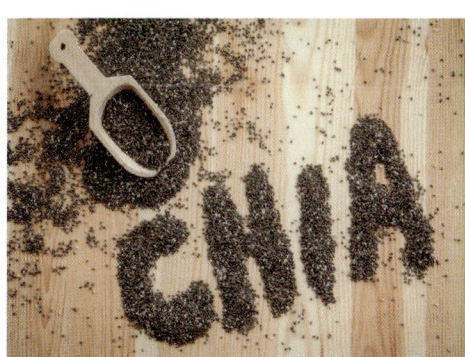

Chiasamen verfügen über wertvolle Antioxidantien, Eisen, Calcium, Magnesium sowie Vitamin E, Omega-3 und Omega-6-Fettsäuren.

Curcuma

Curcuma gehört zweifelsohne zu den Superstars der Superfoods, denn der enthaltene Wirkungsbestandteil Curcumin hat schon in zahlreichen wissenschaftlichen Studien sein Können unter Beweis gestellt. Zu den vielfältigen gesundheitsfördernden Eigenschaften gehören insbesondere die entzündungshemmenden, antioxidativen, antimikrobiellen, antiviralen und sogar krebshemmenden Fähigkeiten. Als Gewürz und Nahrungsergänzungsmittel hat sich Curcuma einen festen Platz in der Küche gesundheitsbewusster Menschen erobert. Hier kann man es in sehr viele Gerichte einfließen lassen, besonders gerne wird es für Soßen, Kartoffeln, Dressings und Geflügel verwendet. Aber auch bei Smoothies kann es eingesetzt werden, insbesondere wenn es um einen würzigen, herben oder etwas scharfen Geschmack geht. Curcuma sollte bei Smoothies wohl dosiert werden, denn der Geschmack kann sonst überlagernd wirken. Zu bedenken ist auch die enthaltene intensive gelbe Farbe, denn wird Curcuma in einer zu großen Menge den grünen Smoothies beigemischt, kann sich die Farbe ins Bräunliche verändern.

Erdmandeln

Wer sie einmal kennengelernt hat, will sie nicht mehr missen – die Erdmandeln. Anfangs womöglich mit Skepsis betrachtet, schlägt dies bei vielen Menschen schnell in Begeisterung um. Denn egal, in welcher Form man sie verzehrt, sie schmecken wirklich köstlich, leicht süßlich und erinnern an Mandeln und Nüsse. Erdmandeln werden auch als Tigernüsse oder Chufas bezeichnet und sind unterirdische erbsengroße braune Wurzelknollen des Erdmandelgrases. In vielen afrikanischen Ländern und Spanien sind Erdmandeln sehr bekannt, in Deutschland findet man sie bislang nur in Bioläden und Reformhäusern. Dort sind sie als Flocken, Mehl und Öl erhältlich.
Wenn man den hochwertigen Nährstoffgehalt der Erdmandeln betrachtet, dann muss man sich wundern, warum sie bislang in der heimischen Küche noch so selten anzutreffen sind. Denn sie ver-

fügen über einen sehr hochwertigen Nährstoffgehalt wie Magnesium, Eisen, Kalium, Calcium und Phosphor. Außerdem sind auch Spurenelemente, ungesättigte Fettsäuren, Proteine, die Vitamine C, E und H und wichtige Phytohormone und Enzyme enthalten. Auch der Eiweißgehalt ist nicht zu verachten, der immerhin bei 7 % liegt. Besonders beeindruckend ist der hohe Ballaststoffanteil (29 g pro 100 g), was Erdmandeln für die Gesundheit des Verdauungstraktes und zur Regulierung des Blutzuckerspiegels so wertvoll macht. Einziger „Nachteil" der Erdmandeln besteht in dem relativ hohen Kaloriengehalt, denn durch einen Fettanteil von 25 % sind die Erdmandeln sehr ölhaltig. Übrigens gehören Erdmandeln nicht zur Nussfamilie, demzufolge sie eine beliebte Alternative für Nussallergiker sind. Bei der Zubereitung verwendet man je nach Smoothie-Menge bis zu 3 EL Erdmandelflocken. Durch den leicht süßlichen Geschmack eignen sie sich hervorragend für Kindersmoothies.

Gerstengras

Gerstengras ist ein Superfood, welches auch als natürlicher Jungbrunnen bezeichnet wird, denn es wirkt sich auf vielen Ebenen positiv auf den Alterungsprozess aus. Nicht nur das Hautbild zeigt sich frischer, auch die Haare, die Knochen, die Herz- und Kreislaufgesundheit profitieren von einem regelmäßigen Verzehr von Gerstengras. All dies ist nicht verwunderlich, wenn man weiß, dass Gerstengras über ein wahrhaftiges Eldorado an lebensnotwendigen Vital- und Nährstoffen verfügt. So enthält Gerstengras die B-Vitamine B2, B6 und B12, die Vitamin A, C, E und K, sowie Kalium, Calcium, Eisen, Magnesium, Kupfer, Phosphor, Zink, Chrom, Mangan, Selen und noch viele weitere. Während in Deutschland das Gerstengras erst jüngst in den Fokus gesundheitsorientierter Menschen rückt, unternahmen japanische Forscher bereits vor 40 Jahren aufschlussreiche Forschungen. So fanden sie bei einer Vergleichsanalyse mit über 250 chlorophyllhaltigen Lebensmitteln heraus, dass das Gerstengras die höchste Menge an Vitaminen, Mineralstoffen, Spurenelementen, sekundären Pflanzenstoffen, Enzymen und Chlorophyll enthält.

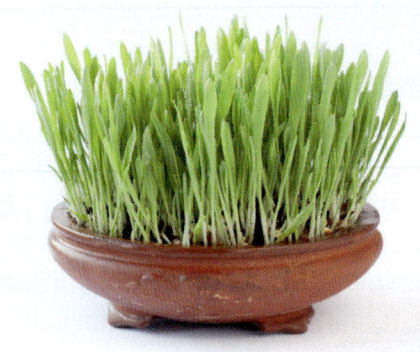

Gerstengras lässt sich hervorragend auch zuhause ziehen. Es enthält die B-Vitamine B2, B6 und B12, die Vitamin A, C, E und K, sowie Kalium, Calcium, Eisen, Magnesium, Kupfer, Phosphor, Zink, u.v.w.

Ingwer

Ingwer wird traditionell in Indien und China für verschiedene gesundheitliche Zwecke eingesetzt. Die Wirksamkeit wird auf die enthaltenen ätherischen Öle und die harzigen Inhaltsstoffe zurückgeführt. Neben dem sogenannten Gingerol verfügt Ingwer auch über diverse Vitamine und Mineralstoffe wie unter anderem Vitamin C, Zink, Magnesium, Calcium, Kalium und Eisen. Ingwer ist in der Lage, die Durchblutung der Schleimhäute zu fördern und den gesamten Körper zu erwärmen. Schlacken werden somit schneller aus dem Körper ausgeschieden. Beachtlich ist auch die Unterstützung der Produktion der Verdauungssäfte, sodass der Stoffwechsel sowie die Fettverdauung angeregt werden. Somit kann sich der Ingwer besonders günstig auf die Verdauungsgesundheit auswirken. Sei es bei Blähungen, Übelkeit oder Bauchkrämpfen – wird Ingwer in der richtigen Form und Dosierung eingesetzt, kann es so manches kleines Wunder vollbringen. Der Geruch und Geschmack vom Ingwer ist frisch, aber gleichzeitig auch scharf. Somit eignet er sich für eine gewisse frische und gleichzeitig auch pikante Geschmacksnote. Wer noch keine Erfahrungen mit Ingwer hat, sollte ihn zunächst in kleinen Mengen verwenden und sich Schritt für Schritt an eine höhere Dosierung herantasten.

Kokosnuss

Seit jeher ist die Kokosnuss in der ayurvedischen Medizin und in der polynesischen Inselwelt aufgrund seines gesundheitsfördernden Potentials ein beliebtes und vielseitig eingesetztes Lebensmittel. Es wird dort als wertvolles Gesundheitselixier geschätzt und für zahlreiche therapeutische Zwecke in Form von Kokoswasser und Kokosöl verwendet. Inzwischen wird auch in der westlichen Welt der Kokosnuss viel Respekt entgegengebracht, denn auch hier erkennt man immer mehr die vielfältigen Möglichkeiten, die sie in der Prävention, aber auch bei bereits bestehenden Krankheitsbildern bieten kann.

Der Wirkmechanismus der Kokosnuss wird nach heutigen Erkenntnissen insbesondere auf die enthaltenen Fette zurückgeführt. Das Kokosöl verfügt über sogenannte mittelkettige Triglyzeride (MCT-Fette). Die meisten anderen Lebensmittel enthalten hingegen langkettige Fettsäuren, die vom menschlichen Körper aufwendiger verstoffwechselt werden müssen. Infolgedessen stehen sie nach der Aufnahme sehr schnell als Energiequelle zur Verfügung, und im Gegensatz zu anderen Fetten werden sie nicht in Körperfett umgewandelt.

Zweifelsohne verfügt das Kokosöl auch über antimykotische und antimikrobielle Eigenschaften. Diese werden auf die enthaltenen Laurin- und Caprinsäuren zurückgeführt. Innerlich und äußerlich angewendet können sich hierdurch Verbesserungen von Haut und Haar einstellen. Ein weiterer sehr positiver Effekt ergibt sich auch hinsichtlich der möglichen Gewichtsabnahme. Was auf den ersten Blick eher widersprüchlich daherkommt, zeigt sich bei genauerer Betrachtung als durchaus schlüssig. Trotz des vergleichsweise hohen Kaloriengehaltes aufgrund der enthaltenen Fette kann Kokosöl zur Gewichtsreduzierung beitragen. Möglich wird dies durch die besonderen Fette, die im Kokosöl enthalten sind, indem diese eine appetitsenkende Wirkung erzeugen. Darüber hinaus wird angenommen, dass das Kokosöl in der Lage ist, den Stoffwechsel zu aktivieren. Der vielfältige Nutzen der Kokosnuss lässt sich bei der Smoothies-Zubereitung durch drei verschiedene Komponenten nutzen, nämlich in Form von Kokosmilch, Kokoswasser und Kokosfett. Geschmacklich und auch hinsichtlich der Konsistenz hat die Kokosmilch den größten Einfluss. So wird das Smoothie nicht nur cremiger, sondern überzeugt durch einen leicht süßlichen Kokosgeschmack.

Matcha

Grünen Tee kennen viele, aber Matcha? Bislang war Matcha hauptsächlich nur Personen bekannt, die sich mit der japanischen Kultur oder hochpreisigen Teesorten beschäftigen, doch diese Zeiten sind vorbei, seitdem Matcha im Sturm deutsche Teeläden und Gesundheitsshops erobert. Matcha ist eigentlich nichts anderes als ein zu feinem Pulver zermahlener grüner Tee von der Tencha-Teepflanze. So sind der lieblich-süße bzw. herbe Geschmack sowie auch die Inhaltsstoffe des Matchas vergleichbar mit denen vom grünen Tee, allerdings erhöht sich durch die pulverisierte Form deren aufgenommene Menge. Dies ist insbesondere hinsichtlich der anregenden und wachmachenden Substanzen von Bedeutung. Denn wenn man Matcha zu einer späteren Tageszeit verzehrt, kann dies zu Problemen beim Einschlafen führen. Das Matchapulver lässt sich bei der Zubereitung von Smoothies einfach einstreuen. Aufgrund der anregenden Eigenschaften sollte die Dosierungsmenge besonders bei dem Abendverzehr der Smoothies wohl bedacht ausfallen.

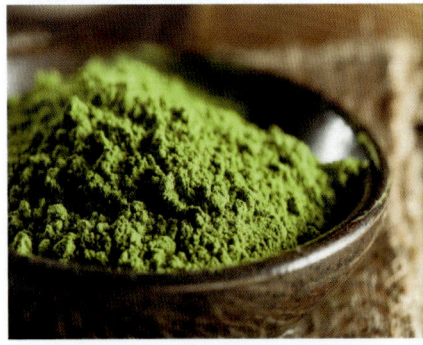

Matcha beinhaltet ein faszinierendes Potential, denn es macht wach, leistungs- und konzentrationsfähig, übt eine wohltuende Wirkung auf den gesamten Stoffwechsel aus und schmeckt zudem hervorragend.

Moringa

Moringa ist ein Nahrungsergänzungsmittel, welches erst vor wenigen Jahren in Europa bekannt geworden ist. Moringaprodukte werden aus den Blättern des gleichnamigen Baumes hergestellt, der in tropischen und subtropischen Regionen beheimatet ist. Hier steht er sehr anspruchslos auf trockenen sandigen Böden, aber gedeiht trotz dieser unwirtlichen Umgebung prächtig und verfügt über ein so großes Portfolio an Nährstoffen, dass er bei Fachleuten als die derzeit nährstoffreichste Pflanze unseres Planeten gilt. Diese einzigartige Vitalstoffkombination enthält erstaunliche 92 Nährstoffe, 46 verschiedene Antioxidantien und alle lebensnotwendigen Aminosäuren und sekundären Pflanzenstoffe. Auch der extrem hohe Anteil an Eiweißen macht Moringa so hochwertig, denn in einer derart hohen Konzentration kommt dies nur in sehr wenigen Pflanzen vor.

Da es Moringa in Pulverform gibt, lässt es sich in der Küche vielseitig einsetzen. Bei der Smoothie-Zubereitung gibt man je nach Smoothie-Menge bis zu 2 EL hinzu. Moringabäumchen lassen sich übrigens sehr einfach zuhause als Zimmerpflanzen züchten, sodass man stets frische Blätter ernten kann. Diese kann man bei der Smoothie-Zubereitung oder für einen Salat klein hacken.

Spirulinaalgen

Wenn es um ein besonders wertvolles Superfood bei Smoothies geht, dann stehen die Spirulinaalgen vorne an. Nicht ohne Grund werden Spirulinaalgen auch als „Super-Lebensmittel" bezeichnet, denn kaum eine andere bislang bekannte Pflanze verfügt über ein so breites Portfolio an hochwertigen Nährstoffen wie etwa Vitamin C, B-Vitaminen, Zink, Mangan, Kalium, Eisen, Calcium, Beta-Carotin, Selen und essentielle Fett- und Aminosäuren. Besonders jedoch beeindruckt der Eiweißgehalt, der immerhin 75 % der Algen ausmacht. Aus diesem Grund stehen Spirulinaalgen seit jeher bei vielen Vegetariern und Veganern auf dem täglichen Speiseplan.

Bio-Qualität – wichtiger als Sie bisher dachten?

So gesund Smoothies naturbedingt eigentlich sind, so steht und fällt ihr Wert dennoch mit den ausgewählten Zutaten. Ein wesentliches Kriterium ist die Auswahl der Obst- und Gemüseprodukte, die möglichst aus ökologischem Anbau stammen sollten. Zwar lassen sich leider auch bei diesen Produkten gewisse Belastungen nicht mehr verhindern, dennoch enthalten sie deutlich weniger Schadstoffe als Produkte aus konventionellem Anbau. Dies betrifft insbesondere Herbizide, Pestizide, Fungizide und Insektizide sowie chemische Düngungsmittel, die hier oftmals in unzumutbarem Ausmaß zum Einsatz kommen.

Vielleicht hat ihr Arzt Sie schon mal auf eine mögliche Cadmiumbelastung hin untersucht und den Verdacht geäußert, Sie würden heimlich rauchen? Dass Zigarettenrauch hohe Cadmiumwerte aufweist, zeigt die Bestrebungen der WHO, die aufgrund des Cadmiums dafür plädiert, Rauchen an öffentlichen Plätzen zu untersagen. Dabei muss man keineswegs Raucher sein, um mit diesem schädlichen Schwermetall belastet zu sein, denn auch Autoabgase und bestimmte Lebensmittel weisen Cadmiumbelastungen auf.

Stark belastet sind insbesondere Obst und Gemüse, welches auf cadmiumbelasteten Böden wächst bzw. mit Kunstdünger behandelt wird. Werden phosphathaltige Dünger verwendet, kann es übrigens zu Belastungen mit dem nicht minder gefährlichen Schwermetall Blei kommen. Künstlicher cadmiumhaltiger Dünger wird besonders häufig bei grünem Blattgemüse verwendet. Da ausgerechnet diese Gemüsesorten die Grundlage vom grünen Smoothies bilden, ist es so empfehlenswert, auf ökologisch angebaute Sorten auszuweichen, die in der Regel weniger Cadmium aufweisen. Cadmium wurde bislang bei Schadstoffbelastungen im Vergleich zu anderen vernachlässigt und rückt erst seit einigen Jahren zunehmend in den Fokus der Wissenschaft. Dabei ist längst bekannt, dass es nicht nur kanzerogen, also krebserregend, wirkt, sondern auch an der Entstehung von Osteoporose und Nierenschäden beteiligt sein kann.

Aber nicht nur die Schadstoffbelastung als solche ist ein wichtiges Kriterium, um Bioprodukte zu kaufen, sondern auch der Nährstoffgehalt. Denn Obst und Gemüse aus ökologischem Anbau enthalten in der Regel deutlich mehr Nährstoffe als Produkte aus konventionellem Anbau. Achten Sie bei der Zusammensetzung Ihrer Smoothies auch auf die Wasserqualität. Denn Wasser ist neben den Obst- und Gemüsesorten der wichtigste Bestandteil der Smoothies. Je nach Standort und Beschaffenheit der Wasserleitungen kann Leitungswasser einen bedenklichen Schadstoffcocktail enthalten, neben Cadmium sind dies insbesondere Blei und Kupfer.

Mixer – darauf sollten Sie achten

Wenn es darum geht, Smoothies schnell und einfach zuzubereiten, führt an einem guten Mixer kein Weg vorbei. Und da fängt schnell die Qual der Wahl an, denn das Angebot ist inzwischen so groß, dass es gerade für Anfänger schwierig ist, sich einen seriösen Überblick zu verschaffen. Hier stellen sich zunächst die Fragen, welche Obst- und Gemüsesorten zerkleinert und ob eine sehr cremige Konsistenz erreicht werden sollen. Das wichtigste Kriterium für einen Mixer ist somit die Leistungsfähigkeit, denn diese wird benötigt, um Kerne, Gehäuse, Schalen, Stiele, Eiswürfel und gefrorene Zutaten zu zerkleinern.

Für das Pürieren von Blattgemüse und etwas weichen Obst- und Gemüsesorten kann ein haushaltsüblicher Standmixer zunächst gute Dienste leisten. Je mehr man dann im Laufe der Zeit Gefallen daran findet, sich regelmäßig Smoothies zuzubereiten, umso mehr kann man schließlich Überlegungen anstellen, sich doch einen stärkeren und damit teureren Mixer zuzulegen. Die Konsistenz der Smoothies wird durch einen wattstarken Mixer cremiger, denn die faserreichen Sorten lassen sich hiermit besser zerkleinern. Dies ist möglich, weil die Zellulosewände von Obst und Gemüse durch die stärkere Motorleistung besser aufgebrochen werden. Dies zeigt sich nicht nur in der verbesserten Cremigkeit der Smoothies, sondern auch durch die bessere Verfügbarkeit der hierdurch aufgeschlüsselten Nährstoffe.

Die leistungsstärksten Mixer werden als Hochleistungsmixer bezeichnet und verfügen über einen besonders starken Motor mit hoher Umdrehungszahl (etwa 36.000 Umdrehungen pro Minute). So beeindruckend die Leistung dieser Profimixer auch ist, die andere Seite der Medaille ist meistens der doch recht stolze Preis von mehreren hundert Euros.

Doch wenn man gerade erst die Reise in die Smoothie-Welt antritt, schreckt man natürlich vor einer derartigen Investition erst mal zurück. Dies ist nicht tragisch, denn erfreulicherweise gibt es inzwischen durchaus gut funktionierende Mixer in erschwinglicher Preisklasse ab bereits 30,- €. Nach oben sind dann fast keine Grenzen gesetzt, denn Profimixer liegen schnell bei 600,- € und noch darüber. Dennoch sollten Sie nicht am falschen Ende sparen, denn wenn Sie beabsichtigen, Smoothies regelmäßig zuzubereiten, investieren Sie lieber ein paar Euro mehr in einen zuverlässigen Mixer, als dass Sie sich täglich über ihre Sparsamkeit am falschen Ende ärgern. Sei es, dass der Mixer nicht fein genug püriert oder bereits nach kurzer Zeit der Motor überhitzt und die Küche nach verbranntem Plastik riecht. Auch die praktische Seite ist ein entscheidendes Kriterium, denn was nützt der optisch schönste Mixer, wenn er sich nur sehr aufwändig säubern lässt. Gerade aufgrund der praktischen Vorteile werden seit einiger Zeit Geräte immer beliebter, die Mixer und Trinkbehälter in Einem sind. Dies hat den großen Vorteil, dass die Zubereitung noch viel schneller geht, lästiges Umfüllen in andere Behälter unnötig wird und die Trinkflaschen in der Regel spülmaschinengeeignet sind. Je nach Mixer gibt es die Trinkbehälter in verschiedenen Größen, häufig als 300 ml und 600 ml-Flaschen. Diese Trinkflaschen haben eine verschließbare Trinköffnung, sodass sie sich für unterwegs optimal eignen. Mit derartigen Kombi-Mixern ist man also in der Lage, „Smoothies to go" zuzubereiten, so schnell und einfach ist das Mixen hiermit möglich.

Allerdings sollte man bei diesen Mixern wissen, dass die Kapazität im Vergleich zu herkömmlichen Standmixern doch begrenzter ist. Dies macht es erforderlich, dass die Obst- und Gemüsestücke besonders klein geschnitten werden müssen.

Leckere Smoothies –
12 Tipps für guten Geschmack

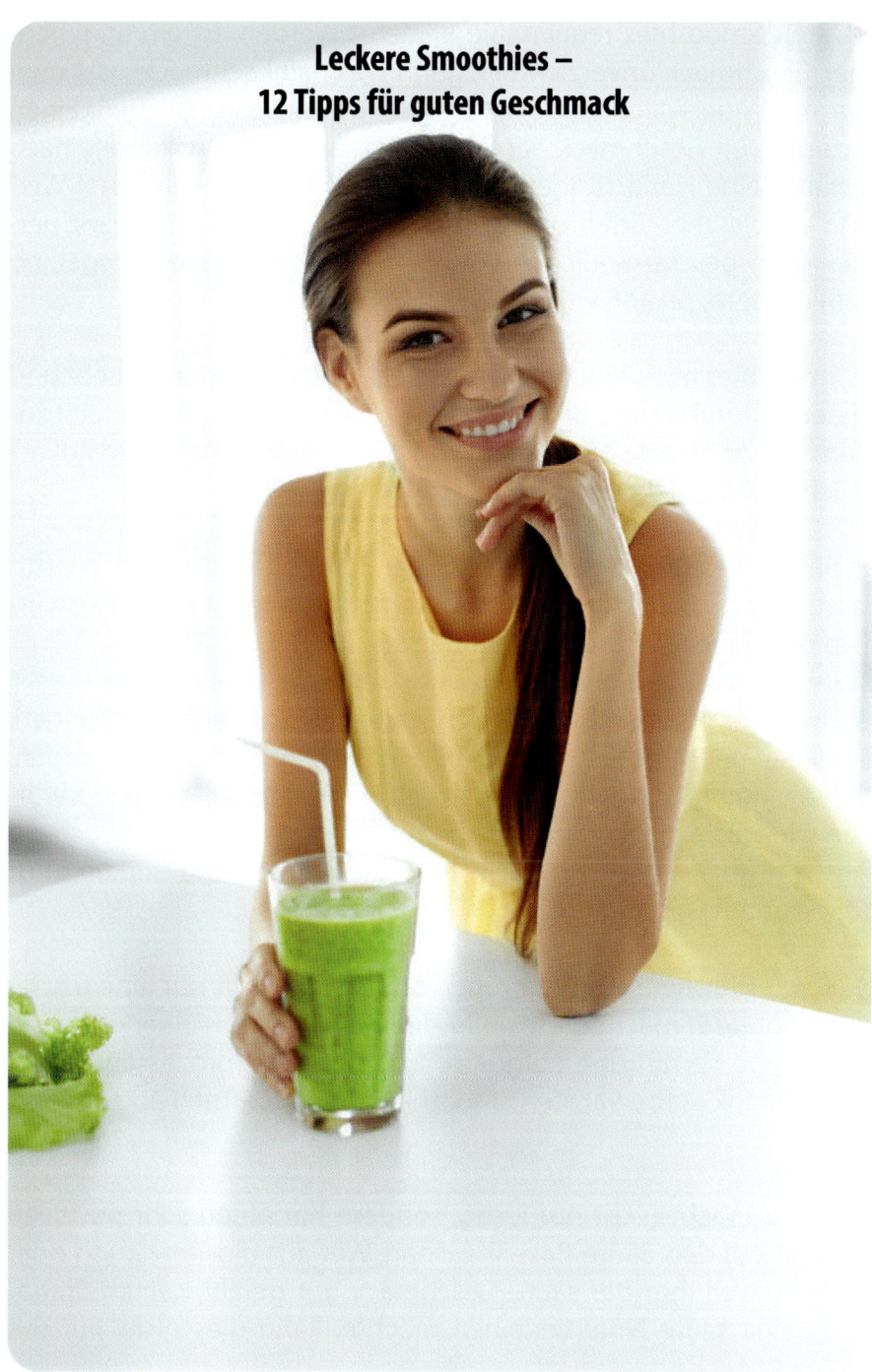

Damit Smoothies regelmäßig verzehrt werden, ist ein angenehmer Geschmack unverzichtbar, denn was nicht schmeckt, isst man nur mit Widerwillen und lässt es irgendwann ganz bleiben. Einen akzeptablen Geschmack der Smoothies zu erreichen, kann je nach Zutaten eine Herausforderung sein. Doch mit dem „Gewusst Wie" und ein bisschen Erfahrung gelingt es sehr einfach, seine ganz persönlichen geschmacklichen Vorlieben herzurichten, ganz egal, ob süßlich, herb, pikant, würzig oder salzig.

1. Smoothies mit süßlichem Geschmack sind besonders beliebt und lassen sich mit reifen Bananen, Äpfeln und Birnen sehr einfach zubereiten. Alternativ oder ergänzend hierzu eignen sich auch Kokosmilch, Erdmandeln und Stevia.

2. Smoothies schmecken in gekühlter Form besonders gut. Hierfür lässt man sie im Kühlschrank erkalten oder bereitet sie mit Eiswürfeln oder einer gefrorenen Banane zu.

3. Um mehr Abwechslung auf den Smoothie-Speiseplan zu bringen, sollte hin und wieder auch eine pikante Variante zubereitet werden. Diese Geschmacksrichtung lässt sich mit entsprechenden Gewürzen wie Salz, Pfeffer, Paprika und Curcuma erreichen, aber auch die Auswahl der Gemüsesorten wie Paprika, Tomaten und Gurken sorgt für pikanten Geschmack.

4. Etwas Zitronensaft gibt grünen Smoothies nicht nur eine frische Note, sondern macht diese außerdem haltbarer. Die unerwünschte bräunliche Verfärbung aufgrund von Oxidationsprozessen der im Kühlschrank aufbewahrten Smoothies kann hierdurch abgemildert werden.

5. Sauer macht nicht nur lustig, sondern hat einen sehr positiven Einfluss auf den Säure-Basenhaushalt. Wer aus diesem Grund oder einfach, weil ihm der saure Geschmack gut gefällt, seinen Smoothies eine saure Note verleihen möchte, kann dies nicht nur mit dem Klassiker Zitronensaft erreichen, sondern auch mit Grapefruits, Bitterorangen, Johannisbeeren, Brombeeren, Stachelbeeren und Sauerklee.

6. Ingwer verleiht je nach verwendeter Menge einen leicht würzigen Geschmack. Aufgrund der wärmenden Eigenschaften ist Ingwer besonders im Winter eine beliebte Zutat.

7. Zimt wird gerne in Verbindung mit Äpfeln verwendet, kann aber auch bei anderen Smoothies für eine interessante Geschmacksnote sorgen.

8. Mit der Zugabe von Kakaopulver erhält man einen leckeren schokoladigen Geschmack.

9. Bitterer Geschmack ist nicht jedermanns Sache, wenngleich es eine sehr gesunde Angelegenheit ist. Bitterstoffe sind seit jeher bekannt für ihre verdauungsfördernden Eigenschaften, indem die Produktion der Verdauungsenzyme und des Magensaftes angeregt wird. Bitterstoffe sind insbesondere in Wildkräutern enthalten wie etwa in Löwenzahn. Aber auch einige Salatsorten wie Chicorée, Rucola, Radicchio und Endiviensalat sind hierfür geeignet.

10. Wenn kein bitterer Geschmack erwünscht ist oder Probleme bereitet, kann dieser durch die Zugabe von Vanille erfolgreich abgemildert werden.

11. Wenn beim Verzehr der Smoothies nicht die Gewichtsreduktion im Fokus steht, ist eine Zubereitung mit bestimmten Fetten eine gute Möglichkeit, den Geschmack der grünen Smoothies aufzupeppen. Besonders eignen sich hierfür Avocados, Mandelmus, Kokosfett, (Erdnuss-) Butter, Chiasamen und Leinsamen.

12. Smoothies können geschmacklich sehr gut verbessert werden, wenn nicht Wasser, sondern eine andere Flüssigkeit verwendet

wird. Besonders pflanzliche Milchersatzprodukte kommen hier in Betracht wie Reis-, Mandel- und Hafermilch, aber auch Kokosmilch ist eine beliebte Bereicherung der grünen Smoothies.

Mit zunehmender Erfahrung bei der Smoothie-Zubereitung wird man automatisch experimentierfreudiger. Dies bringt nicht nur eine große Portion Spaß in die Küche, sondern auch die nötige Abwechslung und verschiedene Geschmackserlebnisse in die Smoothie-Rezepte. Denn je vielfältiger die Smoothies zubereitet werden, umso weniger läuft man Gefahr, dass man sie eines Tages leid wird. Seien Sie also mutig, und probieren Sie aus, was Ihnen gut schmeckt und was weniger.

Tipps und Tricks

Welche Obst- und Gemüsesorten?

Wer noch nie ein Smoothie zubereitet hat, steht vor vielen Fragen, insbesondere aber geht es erst einmal darum, welche Obst- und Gemüsesorten für grüne Smoothies verwendet werden. Bei den Gemüsesorten kann man prinzipiell alle Arten nehmen. Besonders beliebt sind Spinat, Feld- und Kopfsalat, wobei der Spinat aufgrund seines neutralen Geschmacks bevorzugt wird. Bei den Obstsorten kommen besonders häufig Äpfel, Birnen, Kiwis und Bananen zur Verwendung, wenngleich grundsätzlich alle Obstsorten genommen werden können.

Smoothie-Anfänger machen häufig die Erfahrung, dass ihnen der Geschmack der grünen Smoothies nicht auf Anhieb zusagt. Dies ist besonders dann der Fall, wenn die verwendete Obstmenge im Verhältnis zum grünen Gemüse vergleichsweise gering ist. Aus diesem Grund besteht eine wichtige Anfängerempfehlung darin, zu Beginn den Obstanteil etwas höher zu wählen. Hier sind insbesondere Bananen, süße Äpfel, Ananas und Nektarinen zu empfehlen. Je regelmäßiger Smoothies verzehrt werden, umso mehr kann man im Laufe der Zeit die Obstmenge reduzieren und durch grünes Blattgemüse ersetzen.

Richtige Reihenfolge beim Mixen

Eigentlich kann man bei der Zubereitung von Smoothies nicht viel verkehrt machen, denn nach dem Zerkleinern von Obst und Gemüse füllt man diese zusammen mit ausreichender Flüssigkeit in den Mixer und püriert alles, bis die gewünschte cremige oder flüssige Konsistenz erreicht ist. Doch je nach Befüllung des Mixers, Reihenfolge der Zutaten und der Beschaffenheit der Messer gerät das Pürieren schnell ins Stocken. Man muss dann mit einem Löffel nachstopfen, weitere Flüssigkeit hinzugeben, und das mitunter mehrere Male. Dies lässt sich vermeiden, wenn man zunächst das Blattgrün mit etwas Wasser in den Mixer gibt und zerkleinert. Hierdurch können die Messer besser auf das Blattgemüse einwirken und dessen Fasern leichter aufspalten. Erst im nächsten Schritt werden die weiteren Zutaten hinzugegeben.

Appetitliche Optik

Nicht nur der Geschmack ist wichtig, sondern auch die Optik. Denn das Auge isst bekanntermaßen mit, das gilt für Smoothies genauso wie für andere Mahlzeiten. Aus diesem Grund ist eine der wichtigsten Regeln: mischen Sie möglichst wenig Obst und Gemüse mit unterschiedlichen Farben. Und sollte sich die Farbe im Mixer doch nicht so richtig appetitlich zeigen, ergänzen Sie immer mit Spirulinaalgen oder Matchapulver. Beide Nahrungsergänzungsmittel enthalten viel grüne Farbe in Form von Chlorophyll und sorgen damit nicht nur für einen besonders hochwertigen Nährstoffgehalt, sondern auch für eine intensive grüne Farbe, was sofort viel appetitlicher wirkt.

Mit kleinen Portionen beginnen

Wer bislang keine Smoothies und auch sonst nur wenig Obst und Gemüse verzehrt hat, sollte zunächst mit kleineren Portionen beginnen. Der Verdauungstrakt könnte sonst mit unerwünschten Reaktionen auf sich aufmerksam machen, sei es in Form von Blähungen oder Durchfall. Es ist daher empfehlenswert, sich an die persönlich verträglichen Tagesrationen heranzutasten. Die Verträglichkeit ist jedoch nicht nur abhängig von der jeweiligen Tagesmenge, sondern auch von der Zusammensetzung der Obst- und Gemüsesorten.

Cremige Smoothies

Wenn es um die Konsistenz geht, bevorzugen viele Smoothie-Liebhaber die cremige Variante. Je cremiger die Smoothies werden sollen, umso leistungsfähiger sollte der Mixer sein. Allerdings kann man auch mit einer ausgesuchten Zusammensetzung der Obst- und Gemüsesorten die Cremigkeit unterstützen. Hier eignen sich besonders essreife Avocados und Bananen, wobei gefrorene Bananen besonders effektiv sind. Auch essreife Mangos und Chiasamen verleihen den Smoothies eine cremige Konsistenz.

Persönlichen Geschmack kreieren

Geschmäcker sind bekanntlich ja sehr verschieden, das ist auch bei grünen Smoothies nicht anders. Smoothie-Newbies empfinden den Geschmack oftmals als herausfordernd, insbesondere dann, wenn nur wenig Obst enthalten ist. Um das von vornherein zu verhindern, ist es in diesen Fällen ratsam, mit einer größeren Obstmenge zu beginnen. Ein Verhältnis von Obst und Gemüse von 60:40 ist zu Beginn durchaus akzeptabel. Im Laufe der Zeit sollte sich das Verhältnis jedoch zugunsten des grünen Gemüses umkehren, sodass dieses mindestens einen Anteil von 60 % ausmacht. Die in diesem Buch vorgestellten Rezepte für Anfänger enthalten grundlegende Zutaten, um den Körper langsam an die Smoothies heranzuführen.

Dies ist wichtig, um feststellen zu können, wie der Körper auf diese Ernährungsweise reagiert. Erst im weiteren Verlauf sollten ungewöhnlichere Zutaten und Superfood hinzugefügt werden.

Frische hat Vorrang

Je frischer die Smoothies verzehrt werden, umso hochwertiger ist der Nährstoffgehalt. Idealerweise sollte der Verzehr unmittelbar nach der Herstellung erfolgen, spätestens jedoch nach 2 Tagen Aufbewahrung im Kühlschrank. Je länger sie dort verweilen, umso mehr machen sich die Nährstoffe davon. So empfehlen manche Smoothie-Experten sogar eine maximale Aufbewahrung von nur 8 Stunden. Also lieber kleinere Mengen mixen, denn je frischer – umso nährstoffhaltiger.

Smoothies unterwegs

Mit dem „Gewusst Wie" eignen sich Smoothies sehr gut für unterwegs. Je nach Konsistenz werden die Smoothies in Flaschen oder verschließbaren Gläsern aufbewahrt. Dabei ist die Vermeidung von Wärme unverzichtbar, länger als 2 Stunden sollten Smoothies nicht ungekühlt sein und das auch nur, wenn die Umgebungstemperatur nicht zu hoch ist. Für unterwegs eignet sich der Transport in einer Kühlbox.

**Gemüsesorten
Obstsorten
Küchenkräuter und Gewürze
Wildkräuter
Baumblätter
Flüssigkeiten
Rezepte**

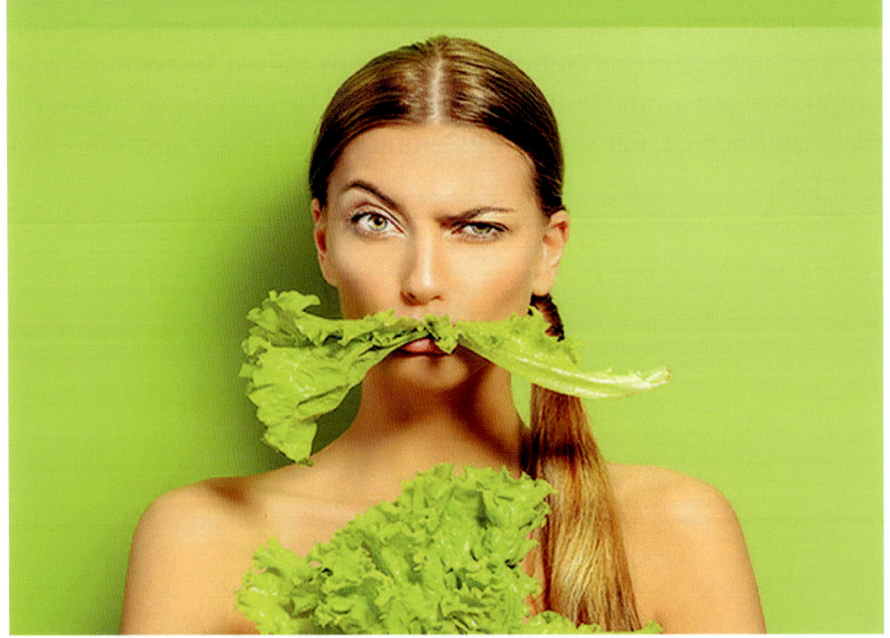

Gemüsesorten A-Z

Avocado
Batavia
Blattkohl
Brokkoli
Chinakohl
Eichblattsalat
Feldsalat
Fenchel
Fenchel-Grün
Grünkohl
Gurke
Kohlrabi
Kohrabi-Grün
Kopfsalat
Kürbis
Kürbis-Blätter
Lollo Rosso
Mairübchen
Mangold
Möhren
Möhren-Grün
Palmkohl
Paprika
Portulak
Radicchio
Radieschen
Radieschen-Grün
Rhabarber
Romanasalat (Salatherz)
Rosenkohl
Rote Bete
Rote Bete-Grün
Rucola
Rübenkraut
Spitzkohl
Tomaten
Zucchini

Obstsorten von A - Z

Ananas
Äpfel
Apfelsinen
Aprikosen
Bananen
Birnen
Brombeeren
Erdbeeren
Granatäpfel
Grapefruit
Heidelbeeren
Himbeeren
Johannisbeeren
Kakifrüchte
Kirschen
Kiwis
Limetten
Mandarinen
Mangos
Melonen
Nektarinen
Papaya
Passionsfrucht
Pfirsiche
Pflaumen
Weintrauben
Zitronen

Küchenkräuter und Gewürze

Basilikum
Chili
Kerbel
Liebstöckl
Majoran
Oregano
Petersilie
Pfeffer
Pfefferminze
Salbei
Schnittlauch
Thymian

Wildkräuter

Ackerdistel
Ackerschachtelhalm
Alfalfa
Ananassalbei
Bärlauch
Beifuß
Beinwell
Birke
Borretschblätter
Breitwegerich
Brennnesseln
Brombeerblätter
Brunnenkresse
Chicoreé-Grün
Erdbeerblätter
Farne, junge geringelte
Frauenmantel
Gänseblümchen
Gänsefuß, weißer
Giersch
Gundermann
Hagebutte
Himbeerblätter
Hirschhornwegerich
Hirtentäschelkraut, gewöhnliches
Johanniskraut
Kamille
Kleeblätter
Knoblauchrauke
Koriander
Kümmel
Kürbisblätter
Labkraut
Liebstöckel
Löwenzahn
Mädesüß, echtes
Melisse
Moschusmalve
Nachtkerze
Pfefferminze
Ringelbume
Salbei
Sauerampfer
Sauerklee
Schaumkraut, bitteres
Spitzwegerich
Stiefmütterchen
Taubnessel
Vogelmiere
Waldmeister
Wegerich
Weinblätter
Wiesensauerampfer

Gemüsesorten A-Z

Avocado
Batavia
Blattkohl
Brokkoli
Chinakohl
Eichblattsalat
Feldsalat
Fenchel
Fenchel-Grün
Grünkohl
Gurke
Kohlrabi
Kohrabi-Grün
Kopfsalat
Kürbis
Kürbis-Blätter
Lollo Rosso
Mairübchen
Mangold
Möhren
Möhren-Grün
Palmkohl
Paprika
Portulak
Radicchio
Radieschen
Radieschen-Grün
Rhabarber
Romanasalat (Salatherz)
Rosenkohl
Rote Bete
Rote Bete-Grün
Rucola
Rübenkraut

Spitzkohl
Tomaten
Zucchini

Obstsorten von A - Z

Ananas
Äpfel
Apfelsinen
Aprikosen
Bananen
Birnen
Brombeeren
Erdbeeren
Granatäpfel
Grapefruit
Heidelbeeren
Himbeeren
Johannisbeeren
Kakifrüchte
Kirschen
Kiwis
Limetten
Mandarinen
Mangos
Melonen
Nektarinen
Papaya
Passionsfrucht
Pfirsiche
Pflaumen
Weintrauben
Zitronen

Küchenkräuter und Gewürze

Basilikum
Chili
Kerbel
Liebstöckl
Majoran
Oregano
Petersilie
Pfeffer
Pfefferminze
Salbei
Schnittlauch
Thymian

Wildkräuter

Ackerdistel
Ackerschachtelhalm
Alfalfa
Ananassalbei
Bärlauch
Beifuß
Beinwell
Birke
Borretschblätter
Breitwegerich
Brennnesseln
Brombeerblätter
Brunnenkresse
Chicoreé-Grün
Erdbeerblätter
Farne, junge geringelte
Frauenmantel
Gänseblümchen
Gänsefuß, weißer
Giersch
Gundermann
Hagebutte
Himbeerblätter
Hirschhornwegerich
Hirtentäschelkraut, gewöhnliches
Johanniskraut
Kamille
Kleeblätter
Knoblauchrauke
Koriander
Kümmel
Kürbisblätter
Labkraut
Liebstöckel
Löwenzahn
Mädesüß, echtes
Melisse
Moschusmalve
Nachtkerze
Pfefferminze
Ringelbume
Salbei
Sauerampfer
Sauerklee
Schaumkraut, bitteres
Spitzwegerich
Stiefmütterchen
Taubnessel
Vogelmiere
Waldmeister
Wegerich
Weinblätter
Wiesensauerampfer

Wiesen-Schafgarbe
Zitronengras
Zitronenmelisse

Baumblätter
Apfelbaum
Buche
Kirschbaum
Linde

Flüssigkeiten von A - Z

Aloe Vera-Saft
Buttermilch
Gemüsebrühe
Gemüsesaft
Hafermilch
Kefir
Kokosmilch
Kokoswasser
Joghurt
Mandelmilch
Milch
Obstsaft
Reismilch
Sojamilch
Tee, abgekühlt (z. B. grüner Tee, Ingwer-Tee)
Wasser

Einsteiger-Smoothies

Grünkohl - Spinat mit Banane und Apfelsine

Zutaten:
150 g Grünkohl, 100 g Blattspinat, 1 Banane, 1 Apfelsine, ca. 300 ml Wasser

Zubereitung:
Waschen und zerkleinern Sie den Grünkohl und den Blattspinat. Schneiden Sie die geschälte Banane in grobe Stücke. Schälen Sie die Apfelsine grob, sodass die weiße Schale erhalten bleibt. Schneiden Sie das Fruchtfleisch klein. Geben Sie die festen Zutaten in den Mixer, füllen Sie nach und nach mit Wasser auf. Pürieren Sie so lange, und geben Sie so viel Wasser hinzu, bis die gewünschte Konsistenz erreicht ist.

Rucola - Spinat mit Banane und Avocado

Zutaten:
100 g Rucola, 100 g Blattspinat, ½ essreife Avocado, 1 Banane, ca. 300 ml Wasser

Zubereitung:
Waschen und zerkleinern Sie den Rucola und Blattspinat. Schneiden Sie die geschälte Banane in grobe Stücke. Löffeln Sie das Fruchtfleisch aus der halbierten und entkernten Avocado.
Geben Sie die festen Zutaten in den Mixer, füllen Sie nach und nach mit Wasser auf. Pürieren Sie so lange, und geben Sie so viel Wasser hinzu, bis die gewünschte Konsistenz erreicht ist.

Spinat - Apfelsine mit Banane

Zutaten:
150 g Blattspinat, 1 Apfelsine, 1 Banane, ca. 200 ml Wasser

Zubereitung:
Waschen und zerkleinern Sie den Blattspinat. Schälen Sie die Apfelsine grob, sodass die weiße Schale erhalten bleibt. Schneiden Sie die geschälte Banane in grobe Stücke.
Geben Sie die festen Zutaten in den Mixer, füllen Sie nach und nach mit Wasser auf. Pürieren Sie so lange, und geben Sie so viel Wasser hinzu, bis die gewünschte Konsistenz erreicht ist.

Rote Bete - Grünkohl mit Birnen

Zutaten:
200 g Grünkohl, 100 g Grün von Rote Bete, 2 Birnen, ca. 300 ml Wasser

Zubereitung:
Waschen und zerkleinern Sie den Grünkohl und das Rote Bete-Grün. Schneiden Sie die gewaschenen Birnen in Viertel, und entfernen Sie die Kerngehäuse.
Geben Sie die festen Zutaten in den Mixer, füllen Sie nach und nach mit Wasser auf. Pürieren Sie so lange, und geben Sie so viel Wasser hinzu, bis die gewünschte Konsistenz erreicht ist.

Spinat - Gurke mit Apfel und Minze

Zutaten:
150 g Blattspinat, ½ Gurke, 1 Apfel, 4 Minzeblätter, ca. 300 ml Wasser

Zubereitung:
Waschen und zerkleinern Sie den Blattspinat, die Minzeblätter und die Gurke. Schneiden Sie den gewaschenen Apfel in Viertel, und entfernen Sie das Kerngehäuse.
Geben Sie die festen Zutaten in den Mixer, füllen Sie nach und nach mit Wasser auf. Pürieren Sie so lange, und geben Sie so viel Wasser hinzu, bis die gewünschte Konsistenz erreicht ist.

Grünkohl - Zucchini mit Mandarinen

Zutaten:
100 g Grünkohl, 1 Zucchini, 2 Mandarinen, ca. 300 ml Wasser

Zubereitung:
Waschen und zerkleinern Sie den Grünkohl. Schneiden Sie die gewaschene Zucchini in grobe Stücke. Schälen Sie die Mandarinen grob, sodass die weiße Schale erhalten bleibt. Zerkleinern Sie das Fruchtfleisch.
Geben Sie die festen Zutaten in den Mixer, füllen Sie nach und nach mit Wasser auf. Pürieren Sie so lange, und geben Sie so viel Wasser hinzu, bis die gewünschte Konsistenz erreicht ist.

Spinat - Apfelsine mit Banane

Zutaten:
150 g Blattspinat, 1 Apfelsine, 1 Banane, ca. 200 ml Wasser

Zubereitung:
Waschen und zerkleinern Sie den Blattspinat. Schälen Sie die Apfelsine grob, sodass die weiße Schale erhalten bleibt. Schneiden Sie die geschälte Banane in grobe Stücke.
Geben Sie die festen Zutaten in den Mixer, füllen Sie nach und nach mit Wasser auf. Pürieren Sie so lange, und geben Sie so viel Wasser hinzu, bis die gewünschte Konsistenz erreicht ist.

Rote Bete - Grünkohl mit Birnen

Zutaten:
200 g Grünkohl, 100 g Grün von Rote Bete, 2 Birnen, ca. 300 ml Wasser

Zubereitung:
Waschen und zerkleinern Sie den Grünkohl und das Rote Bete-Grün. Schneiden Sie die gewaschenen Birnen in Viertel, und entfernen Sie die Kerngehäuse.
Geben Sie die festen Zutaten in den Mixer, füllen Sie nach und nach mit Wasser auf. Pürieren Sie so lange, und geben Sie so viel Wasser hinzu, bis die gewünschte Konsistenz erreicht ist.

Spinat - Gurke mit Apfel und Minze

Zutaten:
150 g Blattspinat, ½ Gurke, 1 Apfel, 4 Minzeblätter, ca. 300 ml Wasser

Zubereitung:
Waschen und zerkleinern Sie den Blattspinat, die Minzeblätter und die Gurke. Schneiden Sie den gewaschenen Apfel in Viertel, und entfernen Sie das Kerngehäuse.
Geben Sie die festen Zutaten in den Mixer, füllen Sie nach und nach mit Wasser auf. Pürieren Sie so lange, und geben Sie so viel Wasser hinzu, bis die gewünschte Konsistenz erreicht ist.

Grünkohl - Zucchini mit Mandarinen

Zutaten:
100 g Grünkohl, 1 Zucchini, 2 Mandarinen, ca. 300 ml Wasser

Zubereitung:
Waschen und zerkleinern Sie den Grünkohl. Schneiden Sie die gewaschene Zucchini in grobe Stücke. Schälen Sie die Mandarinen grob, sodass die weiße Schale erhalten bleibt. Zerkleinern Sie das Fruchtfleisch.
Geben Sie die festen Zutaten in den Mixer, füllen Sie nach und nach mit Wasser auf. Pürieren Sie so lange, und geben Sie so viel Wasser hinzu, bis die gewünschte Konsistenz erreicht ist.

Rote Bete-Grün mit Grapefruit

Zutaten:
100 g Rote Bete-Grün, ½ essreife Avocado, 1 Grapefruit, ca. 300 ml Wasser

Zubereitung:
Waschen und zerkleinern Sie das Rote Bete-Grün. Schneiden Sie die geschälte und entkernte Avocado in grobe Stücke. Schälen Sie die Grapefruit grob, sodass die weiße Schale erhalten bleibt. Zerkleinern Sie das Fruchtfleisch.
Geben Sie die festen Zutaten in den Mixer, füllen Sie nach und nach mit Wasser auf. Pürieren Sie so lange, und geben Sie so viel Wasser hinzu, bis die gewünschte Konsistenz erreicht ist.

Wirsing-Feldsalat mit Kiwi

Zutaten:
5 Wirsingblätter, 100 g Feldsalat, 2 Kiwis, 1 TL Kokosfett, ca. 350 ml Wasser

Zubereitung:
Waschen und zerkleinern Sie die Wirsingblätter und den Feldsalat. Schneiden Sie die geschälten Kiwis in grobe Stücke.
Geben Sie alle festen Zutaten in den Mixer, füllen Sie nach und nach mit Wasser auf. Pürieren Sie so lange, und geben Sie so viel Wasser hinzu, bis die gewünschte Konsistenz erreicht ist.

Lauchzwiebel - Kresse mit Äpfeln

Zutaten:
200 g Blattspinat, ½ Lauchzwiebel, ½ Kästchen Kresse, 2 Äpfel, ca. 300 ml Wasser

Zubereitung:
Waschen und zerkleinern Sie den Spinat. Schneiden Sie die geputzte Lauchzwiebel in Ringe. Vierteln und entkernen Sie die gewaschenen Äpfel. Waschen Sie die aus dem Kästchen geschnittene Kresse. Geben Sie alle festen Zutaten in den Mixer, füllen Sie nach und nach mit Wasser auf. Pürieren Sie so lange, und geben Sie so viel Wasser hinzu, bis die gewünschte Konsistenz erreicht ist.

Brokkoli - Salat - Smoothie

Zutaten:
150 g Brokkoli, 6 große Salatblätter, 2 Äpfel, ca. 250 ml Wasser

Zubereitung:
Waschen und zerkleinern Sie den Brokkoli und die Salatblätter. Schneiden Sie die gewaschenen Äpfel in Viertel, entfernen Sie die Kerngehäuse.
Geben Sie alle Zutaten in den Mixer, füllen Sie nach und nach mit Wasser auf. Pürieren Sie so lange, und geben Sie so viel Wasser hinzu, bis die gewünschte Konsistenz erreicht ist.

Brennnesseln mit Feldsalat

Zutaten:
100 g Feldsalat, 2 Handvoll Brennnesseln, 1 essreife Avocado, ca. 300 ml Wasser

Zubereitung:
Putzen und waschen Sie den Feldsalat und die Brennnesseln. Löffeln Sie das Fruchtfleisch aus der halbierten und entkernten Avocado. Geben Sie alle festen Zutaten in den Mixer, füllen Sie nach und nach mit Wasser auf. Pürieren Sie so lange, und geben Sie so viel Wasser hinzu, bis die gewünschte Konsistenz erreicht ist.

Grüner Salat mit Minze

Zutaten:
je 5 Blätter Kopfsalat und Eisbergsalat, 1 Salatherz, 4 Blätter Minze, ca. 300 ml Wasser

Zubereitung:
Zupfen Sie den gewaschenen Salat in grobe Stücke.
Geben Sie alle festen Zutaten in den Mixer, füllen Sie nach und nach mit Wasser auf. Pürieren Sie so lange, und geben Sie so viel Wasser hinzu, bis die gewünschte Konsistenz erreicht ist.

Kohl-Smoothie im Herbst

Zutaten:
200 g Brokkoli, 6 Kugeln Rosenkohl, 5 Blätter Wirsing, ca. 350 ml Wasser

Zubereitung:
Schneiden Sie das gewaschene Gemüse in grobe Stücke.
Geben Sie diese in den Mixer, füllen Sie nach und nach mit Wasser auf. Pürieren Sie so lange, und geben Sie so viel Wasser hinzu, bis die gewünschte Konsistenz erreicht ist.

Paprika-Smoothie mit Gurke und Kiwi

Zutaten:
1 grüne Paprikaschote, 1 Salatgurke, 100 g Spinat, 2 Kiwis, ca. 200 ml Wasser

Zubereitung:
Schneiden Sie das gewaschene Gemüse und die geschälten Kiwis in grobe Stücke.
Geben Sie diese in den Mixer, füllen Sie nach und nach mit Wasser auf. Pürieren Sie so lange, und geben Sie so viel Wasser hinzu, bis die gewünschte Konsistenz erreicht ist.

Fenchel - Salatherz mit Erdmandeln

Zutaten:
4 Rote Bete-Blätter, 1 Salatherz, 1 Fenchel mit Grün, 2 Äpfel, 1 EL Erdmandelflocken, ca. 300 ml Wasser

Zubereitung:
Waschen und zerkleinern Sie die Rote Bete-Blätter, das Salatherz und den Fenchel mit Grün. Schneiden Sie die gewaschenen und entkernten Äpfel in grobe Stücke.
Geben Sie alle festen Zutaten in den Mixer, füllen Sie nach und nach mit Wasser auf. Pürieren Sie so lange, und geben Sie so viel Wasser hinzu, bis die gewünschte Konsistenz erreicht ist.

Kohlrabi - Grün mit Birne und Kiwi

Zutaten:
100 g Blattspinat, 4 Blätter Kohlrabi-Grün, 1 Birne, 1 Kiwi, 1 TL Kokosfett, ca. 300 ml Wasser

Zubereitung:
Waschen und zerkleinern Sie den Blattspinat und das Kohlrabi-Grün. Schneiden Sie die gewaschene und entkernte Birne und die geschälte Kiwi in grobe Stücke.
Geben Sie alle festen Zutaten in den Mixer, füllen Sie nach und nach mit Wasser auf. Pürieren Sie so lange, und geben Sie so viel Wasser hinzu, bis die gewünschte Konsistenz erreicht ist.

Rote-Bete-Wirsing mit Grapefruit

Zutaten:
50 g Grün von Rote Bete, 2 Blätter Wirsing, ½ Grapefruit, 1 Banane, ca. 250 ml Wasser

Zubereitung:
Waschen und zerkleinern Sie das Blattgrün. Schälen und zerkleinern Sie die Grapefruit und die Banane.
Geben Sie alle festen Zutaten in den Mixer, füllen Sie nach und nach mit Wasser auf. Pürieren Sie so lange, und geben Sie so viel Wasser hinzu, bis die gewünschte Konsistenz erreicht ist.

Sellerie-Portulak mit Apfel - Datteln

Zutaten:
1 Selleriestange mit Grün, 100 g Portulak, ½ Zucchini, 1 Apfel, 4 Datteln, ca. 300 ml Wasser

Zubereitung:
Waschen und zerkleinern Sie die Selleriestange, den Portulak und die Zucchini. Schneiden Sie den gewaschenen und entkernten Apfel und die entkernten Datteln in grobe Stücke.
Geben Sie alle festen Zutaten in den Mixer, füllen Sie nach und nach mit Wasser auf. Pürieren Sie so lange, und geben Sie so viel Wasser hinzu, bis die gewünschte Konsistenz erreicht ist.

Brokkoli-Mangold mit Apfelsinen - Petersilie

Zutaten:
100 g Brokkoli, 100 g Mangold, 2 Stängel Petersilie, 1 Apfelsine, ca. 350 ml Wasser

Zubereitung:
Waschen und zerkleinern Sie den Brokkoli, Mangold und die Petersilie. Schälen Sie die Apfelsine grob, sodass die weiße Schale erhalten bleibt. Schneiden Sie das Fruchtfleisch klein.
Geben Sie alle festen Zutaten in den Mixer, füllen Sie nach und nach mit Wasser auf. Pürieren Sie so lange, und geben Sie so viel Wasser hinzu, bis die gewünschte Konsistenz erreicht ist.

Grünkohl-Salat mit Ananas

Zutaten:
¼ Kopfsalat, 100 g Grünkohl, ½ Baby-Ananas, ca. 250 ml Wasser

Zubereitung:
Waschen und zerkleinern Sie den Kopfsalat und Grünkohl. Schneiden Sie die geschälte Ananas in grobe Stücke.
Geben Sie alle festen Zutaten in den Mixer, füllen Sie nach und nach mit Wasser auf. Pürieren Sie so lange, und geben Sie so viel Wasser hinzu, bis die gewünschte Konsistenz erreicht ist.

Smoothies mit Tee

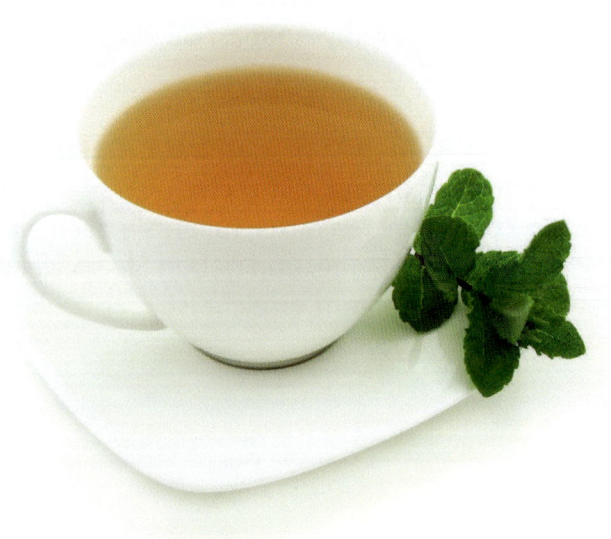

Brennnesseln im grünen Tee

Zutaten:

1 Stangensellerie, ½ Gurke, 50 g Brennnesseln, 1 Mango, ca. 250 ml grüner Tee, erkaltet

Zubereitung:

Waschen und zerkleinern Sie den Stangensellerie und die Gurke. Schneiden Sie die geschälte und entkernte Mango in grobe Stücke. Waschen Sie die von den Stielen befreiten Brennnesselblätter (mit Handschuhen). Geben Sie die festen Zutaten in den Mixer, füllen Sie nach und nach mit dem Tee auf. Pürieren Sie so lange, und geben Sie so viel Tee hinzu, bis die gewünschte Konsistenz erreicht ist.

Römersalat mit Möhrengrün in grünem Tee

Zutaten:

10 Blätter Römersalat, 100 g Möhrengrün, 1 Birne, ca. 350 ml erkalteter grüner Tee

Zubereitung:

Waschen und zerkleinern Sie den Römersalat und das Möhrengrün. Schneiden Sie die gewaschene Birne in Viertel, und entfernen Sie das Kerngehäuse. Geben Sie die festen Zutaten in den Mixer, füllen Sie nach und nach mit dem Tee auf. Pürieren Sie so lange, und geben Sie so viel Tee hinzu, bis die gewünschte Konsistenz erreicht ist.

Ingwer-Smoothie

Zutaten:

150 g Feldsalat, 3 Blätter Kopfsalat, 150 g Honigmelone, ca. 300 ml Ingwertee (erkaltet), 1 cm Ingwer

Zubereitung:

Zupfen Sie den gewaschenen Salat klein. Schneiden Sie die geschälte und entkernte Honigmelone und den geschälten Ingwer in grobe Stücke. Geben Sie die festen Zutaten in den Mixer, füllen Sie nach und nach mit dem Tee auf. Pürieren Sie so lange, und geben Sie so viel Tee hinzu, bis die gewünschte Konsistenz erreicht ist.

Rote Bete Grün mit Apfelsinen-Papaya

Zutaten:

1 Zucchini, 100 g Grün von Rote Bete, 1 Apfelsine, ½ Papaya, ½ TL Matchapulver, ca. 250 ml grüner Tee, erkaltet

Zubereitung:

Schneiden Sie die Zucchini, das Rote Bete-Grün und die geschälte und entkernte Papaya in grobe Stücke. Schälen Sie die Apfelsine grob, sodass die weiße Schale erhalten bleibt. Schneiden Sie das Fruchtfleisch klein.
Geben Sie die festen Zutaten in den Mixer, füllen Sie nach und nach mit dem Tee auf. Pürieren Sie so lange, und geben Sie so viel Tee hinzu, bis die gewünschte Konsistenz erreicht ist.

Rucola mit Ananas-Banane in grünem Tee

Zutaten:

150 g Rucola, 2 Scheiben Ananas, 1 Banane, ca. 300 ml kalter, grüner Tee

Zubereitung:

Schneiden Sie den gewaschenen Rucola, die Ananasscheiben und die geschälte Banane in grobe Stücke.
Geben Sie die festen Zutaten in den Mixer, füllen Sie nach und nach mit dem Tee auf. Pürieren Sie so lange, und geben Sie so viel Tee hinzu, bis die gewünschte Konsistenz erreicht ist.

Grün von Rote Bete, Mangold und Ingwertee

Zutaten:

100 g Grün von Rote Bete, 150 g Mangold, 2 Kiwis, 1 Banane, 1 cm Stück Ingwer, ca. 250 ml Ingwertee, erkaltet

Zubereitung:

Waschen und zerkleinern Sie das Rote Bete Grün und den Mangold. Schälen und zerkleinern Sie die Kiwis, die Banane und den geschälten Ingwer.
Geben Sie die festen Zutaten in den Mixer, füllen Sie nach und nach mit dem Tee auf. Pürieren Sie so lange, und geben Sie so viel Tee hinzu, bis die gewünschte Konsistenz erreicht ist.

Radieschen-Grün mit Papaya und Ingwertee

Zutaten:

100 g Radieschen-Grün, 5 Blätter Kopfsalat, ½ Papaya, 250 ml erkalteter Ingwertee, 1 EL Zitronensaft

Zubereitung:

Waschen und zerkleinern Sie das Radieschen-Grün und die Salatblätter. Schneiden Sie die geschälte und entkernte Papaya in grobe Stücke. Geben Sie alle festen Zutaten in den Mixer, füllen Sie nach und nach mit dem Ingwertee auf. Pürieren Sie so lange, und geben Sie so viel Tee hinzu, bis die gewünschte Konsistenz erreicht ist.

Eichblattsalat in Ingwertee mit Birne

Zutaten:

6 Blätter Eichblattsalat, ½ essreife Avocado, 1 Birne, ca. 300 ml erkalteter Ingwertee

Zubereitung:

Waschen und zerkleinern Sie die Salatblätter. Schneiden Sie die geschälte und entkernte Avocado in grobe Stücke. Vierteln und entkernen Sie die gewaschene Birne.
Geben Sie alle festen Zutaten in den Mixer, füllen Sie nach und nach mit dem Ingwertee auf. Pürieren Sie so lange, und geben Sie so viel Tee hinzu, bis die gewünschte Konsistenz erreicht ist.

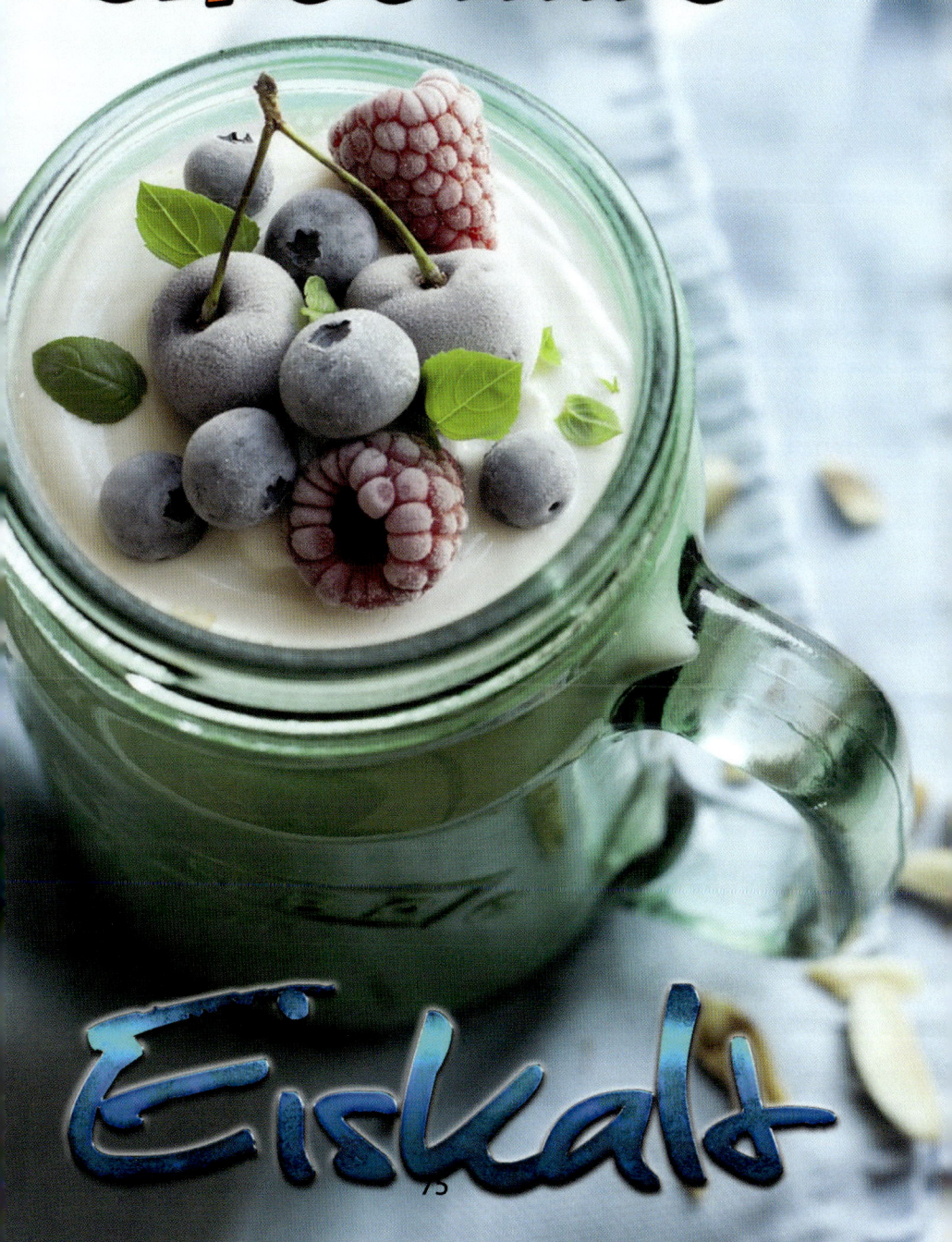

Rucola-Sellerie mit Eis-Banane

Zutaten:

1 Stange Sellerie, 100 g Rucola, ½ reife Mango, 1 gefrorene geschälte Banane, 2 EL Zitronensaft, ca. 250 ml Wasser

Zubereitung:

Waschen und zerkleinern Sie den Rucola und Sellerie. Schneiden Sie die geschälte und entkernte Mango und die Banane in grobe Stücke.
Geben Sie die festen Zutaten in den Mixer, füllen Sie nach und nach mit Wasser auf. Pürieren Sie so lange, und geben Sie so viel Wasser hinzu, bis die gewünschte Konsistenz erreicht ist. Schmecken Sie mit dem Zitronensaft ab.

Eisgekühlter Lollo Rosso mit Papaya

Zutaten:

200 g Lollo Rosso, 100 g Rucola, ½ Papaya, 6 Eiswürfel, ca. 250 ml Wasser

Zubereitung:

Waschen und zerkleinern Sie den Lollo Rosso und Rucola. Schneiden Sie die geschälte und entkernte Papaya in grobe Stücke.
Geben Sie die festen Zutaten in den Mixer, füllen Sie nach und nach mit Wasser auf. Pürieren Sie so lange, und geben Sie so viel Wasser hinzu, bis die gewünschte Konsistenz erreicht ist.

Gekühlter Gerstengras-Grünkohl mit Äpfeln

Zutaten:

100 g Grünkohl, 50 g frisches Gerstengras, 2 Äpfel, 1 gefrorene geschälte Banane, ca. 300 ml Wasser

Zubereitung:

Waschen und zerkleinern Sie den Grünkohl und das Gerstengras. Schneiden Sie die Banane in grobe Stücke und die gewaschenen Äpfel in Viertel. Entfernen Sie die Kerngehäuse.
Geben Sie die festen Zutaten in den Mixer, füllen Sie nach und nach mit Wasser auf. Pürieren Sie so lange, und geben Sie so viel Wasser hinzu, bis die gewünschte Konsistenz erreicht ist.

Gekühlter Mangold in Ingwertee

Zutaten:

200 g Mangold, ½ Gurke, 1 gefrorene Banane, 1 Kiwi, ca. 300 ml erkalteter Ingwertee, 1 cm Ingwer

Zubereitung:

Zerkleinern Sie den gewaschenen Mangold. Schälen und zerkleinern Sie die Banane, die Kiwi und den Ingwer. Schneiden Sie die gewaschene Gurke in grobe Stücke.
Geben Sie die festen Zutaten in den Mixer, füllen Sie nach und nach mit Wasser auf. Pürieren Sie so lange, und geben Sie so viel Wasser hinzu, bis die gewünschte Konsistenz erreicht ist.

Eisgekühlter Grünkohl-Löwenzahn

Zutaten:

150 g Grünkohl, 1 Handvoll Löwenzahn, 1 essreife Avocado, 1 Birne, 5 Blätter Basilikum, ca. 250 ml Wasser, ca. 100 ml Eiswürfel

Zubereitung:

Waschen und zerkleinern Sie den Grünkohl und Löwenzahn. Schneiden Sie die geschälte und entkernte Avocado in grobe Stücke. Vierteln und entkernen Sie die gewaschene Birne.
Geben Sie die festen Zutaten in den Mixer, füllen Sie nach und nach mit Wasser auf. Pürieren Sie so lange, und geben Sie so viel Wasser hinzu, bis die gewünschte Konsistenz erreicht ist.

Kalter Kiwi-Grünkohl

Zutaten:

200 g Grünkohl, 1 kleine Zucchini, 2 Kiwis, ca. 250 ml Wasser, ca. 100 ml Eis

Zubereitung:

Waschen und zerkleinern Sie den Grünkohl. Schneiden Sie die gewaschene Zucchini und die geschälten Kiwis in grobe Stücke.
Geben Sie die festen Zutaten in den Mixer, füllen Sie nach und nach mit Wasser auf. Pürieren Sie so lange, und geben Sie so viel Wasser hinzu, bis die gewünschte Konsistenz erreicht ist.

Salatherz mit Zuchini-Bananen-Birne

Zutaten:

1 Salatherz, 1 Zucchini, 1 Birne, 1 gefrorene Banane, 1 TL Kokosfett, ca. 300 ml Wasser

Zubereitung:

Waschen und zerkleinern Sie das Salatherz und die Zucchini. Schneiden Sie die gewaschene und entkernte Birne und die geschälte Banane in grobe Stücke.
Geben Sie alle festen Zutaten in den Mixer, füllen Sie nach und nach mit Wasser auf. Pürieren Sie so lange, und geben Sie so viel Wasser hinzu, bis die gewünschte Konsistenz erreicht ist.

Pflücksalat mit Apfelsinen-Brunnenkresse

Zutaten:

100 g Pflücksalat, 1 kleine Zucchini, 1 Schälchen Brunnenkresse, 1 Apfelsine, ca. 250 ml Wasser, 6 Eiswürfel

Zubereitung:

Waschen und zerkleinern Sie den Pflücksalat, die Brunnenkresse und die Zucchini. Schälen Sie die Apfelsine grob, sodass die weiße Schale erhalten bleibt. Schneiden Sie das Fruchtfleisch klein.
Geben Sie alle festen Zutaten in den Mixer, füllen Sie nach und nach mit Wasser auf. Pürieren Sie so lange, und geben Sie so viel Wasser hinzu, bis die gewünschte Konsistenz erreicht ist.

Smoothies mit Mandel-, Hafer- und Reismilch

Spinat-Feldsalat in Mandelmilch

Zutaten:

400 g Blattspinat, ½ Baby-Ananas, 100 g Feldsalat, ca. 300 ml Mandelmilch

Zubereitung:

Waschen und zerkleinern Sie den Blattspinat und Feldsalat. Schneiden Sie die geschälte Ananas in grobe Stücke.
Geben Sie die festen Zutaten in den Mixer, füllen Sie nach und nach mit der Mandelmilch auf. Pürieren Sie so lange, und geben Sie so viel Mandelmilch hinzu, bis die gewünschte Konsistenz erreicht ist.

Mangold-Apfel in Reismilch

Zutaten:

100 g Mangold, 100 g Kopfsalat, 1 Apfel, 1 TL Mandelmus, ca. 300 ml Reismilch

Zubereitung:

Waschen und zerkleinern Sie den Mangold und Kopfsalat. Vierteln und entkernen Sie den gewaschenen Apfel.
Geben Sie alle festen Zutaten in den Mixer, füllen Sie nach und nach mit der Reismilch auf. Pürieren Sie so lange, und geben Sie nach Belieben Reismilch hinzu.

Möhrengrün-Petersilie in Hafermilch

Zutaten:

100 g Möhrengrün, 100 g Rucola, ½ Bund Petersilie, 1 Apfel, ca. 250 ml Hafermilch

Zubereitung:

Waschen und zerkleinern Sie das Möhrengrün, den Rucola und die Petersilie. Vierteln und entkernen Sie den gewaschenen Apfel. Geben Sie alle festen Zutaten in den Mixer, füllen Sie nach und nach mit der Hafermilch auf. Pürieren Sie so lange, und geben Sie so viel Hafermilch hinzu, bis die gewünschte Konsistenz erreicht ist.

Salat-Ananas in Mandelmilch

Zutaten:

5 Blätter Kopfsalat, 5 Blätter Eisbergsalat, 100 g Blattspinat, 1 Scheibe frische Ananas, ca. 300 ml Mandelmilch

Zubereitung:

Waschen und zerkleinern Sie die Salatblätter und den Spinat. Schneiden Sie die Ananasscheibe in grobe Stücke. Geben Sie alle festen Zutaten in den Mixer, füllen Sie nach und nach mit der Mandelmilch auf. Pürieren Sie so lange, und geben Sie so viel Mandelmilch hinzu, bis die gewünschte Konsistenz erreicht ist.

Sellerie-Sauerampfer mit Ananas

Zutaten:

1 Stange Sellerie, ½ Gurke, 8 Blätter Sauerampfer, 1 Banane, 100 g Ananas, ca. 200 ml Reismilch

Zubereitung:

Waschen und zerkleinern Sie den Sellerie, Sauerampfer und die Gurke. Schneiden Sie die geschälte Banane und Ananas in grobe Stücke.
Geben Sie die festen Zutaten in den Mixer, füllen Sie nach und nach mit der Reismilch auf. Pürieren Sie und geben Sie nach Belieben Reismilch hinzu.

Salatherz-Rucola mit Kiwi-Birne in Reismilch

Zutaten:

100 g Salatherz, 100 g Rucola, 2 Kiwis, 1 Birne, 2 Stängel Petersilie, ca. 250 ml Reismilch

Zubereitung:

Zupfen Sie die gewaschenen Salatblätter in grobe Stücke. Entfernen Sie die Stängel der Petersilie. Schneiden Sie die geschälten Kiwis klein.
Geben Sie die festen Zutaten in den Mixer, füllen Sie nach und nach mit der Reismilch auf. Pürieren Sie und geben Sie nach Belieben Reismilch hinzu.

Mangold-Möhrengrün in Reismilch

Zutaten:

200 g Mangold, 100 g Möhrengrün, 1 kleine Mango,
1 EL Weizengraspulver, ca. 300 ml Reismilch

Zubereitung:

Waschen und zerkleinern Sie den Mangold und das Möhrengrün. Schneiden Sie die geschälte und entkernte Mango in grobe Stücke. Geben Sie die festen Zutaten in den Mixer, füllen Sie nach und nach mit Reismilch auf. Pürieren Sie und geben Sie so viel Reismilch hinzu wie gewünscht.

Giersch-Spinat mit Avocado und Kiwi

Zutaten:

100 g Giersch, 100 g Babyspinat, ½ essreife Avocado, 1 Kiwi,
100 ml Mandelmilch, ca. 250 ml Wasser

Zubereitung:

Waschen und zerkleinern Sie den Giersch und Babyspinat. Schälen und zerkleinern Sie die entkernte Avocado und die Kiwi.
Geben Sie die festen Zutaten in den Mixer, füllen Sie nach und nach mit der Mandelmilch und Wasser auf. Pürieren und nach Belieben Wasser hinzugeben.

Grünkohl-Salatherz mit Aprikosen in Reismilch

Zutaten:

200 g Grünkohl, ½ Salatherz, 4 Aprikosen, ca. 200 ml Reismilch, ca. 200 ml Wasser

Zubereitung:

Waschen und zerkleinern Sie den Grünkohl, das Salatherz und die Aprikosen.
Geben Sie alle festen Zutaten in den Mixer, füllen Sie nach und nach mit Wasser und Reismilch auf. Pürieren Sie und geben Sie so viel Wasser und Reismilch hinzu, bis die gewünschte Konsistenz erreicht ist.

Bärlauch-Brokkoli in Reismilch

Zutaten:

½ Kopfsalat, 50 g Bärlauchblätter, 100 g Brokkoli, 2 Äpfel, ca. 400 ml Reismilch

Zubereitung:

Waschen und zerkleinern Sie die Salat- und Bärlauchblätter und den Brokkoli.
Schneiden Sie die gewaschenen und entkernten Äpfel in grobe Stücke. Geben Sie die festen Zutaten in den Mixer, füllen Sie nach und nach mit Reismilch auf.
Pürieren Sie und geben Sie nach Belieben Reismilch hinzu.

Portulak mit Fenchel

Zutaten:

1 Fenchelknolle mit Grün, 100 g Portulak, ½ Brokkoli, ca. 200 ml Mandelmilch, ca. 100 ml Wasser

Zubereitung:

Waschen und zerkleinern Sie die Fenchelknolle mit Grün, den Portulak und den Brokkoli.
Geben Sie alle festen Zutaten in den Mixer, füllen Sie nach und nach mit der Mandelmilch und Wasser auf. Pürieren Sie und geben Sie nach Belieben Wasser hinzu.

Gurken-Kohlrabi mit Birnen-Hafermilch

Zutaten:

150 g Blattspinat, ½ Gurke, ½ Kohlrabi mit Grün, 1 Birne, 200 ml Hafermilch, ca. 150 ml Wasser

Zubereitung:

Waschen und zerkleinern Sie den Blattspinat und das Kohlrabi-Grün. Schneiden Sie die gewaschene Gurke, die geschälte Kohlrabi und die gewaschene und entkernte Birne in grobe Stücke. Geben Sie alle festen Zutaten in den Mixer, füllen Sie nach und nach mit der Hafermilch und Wasser auf. Pürieren Sie und geben Sie nach Belieben Wasser hinzu.

SMOOTHIES

mit Kokosmilch und Kokoswasser

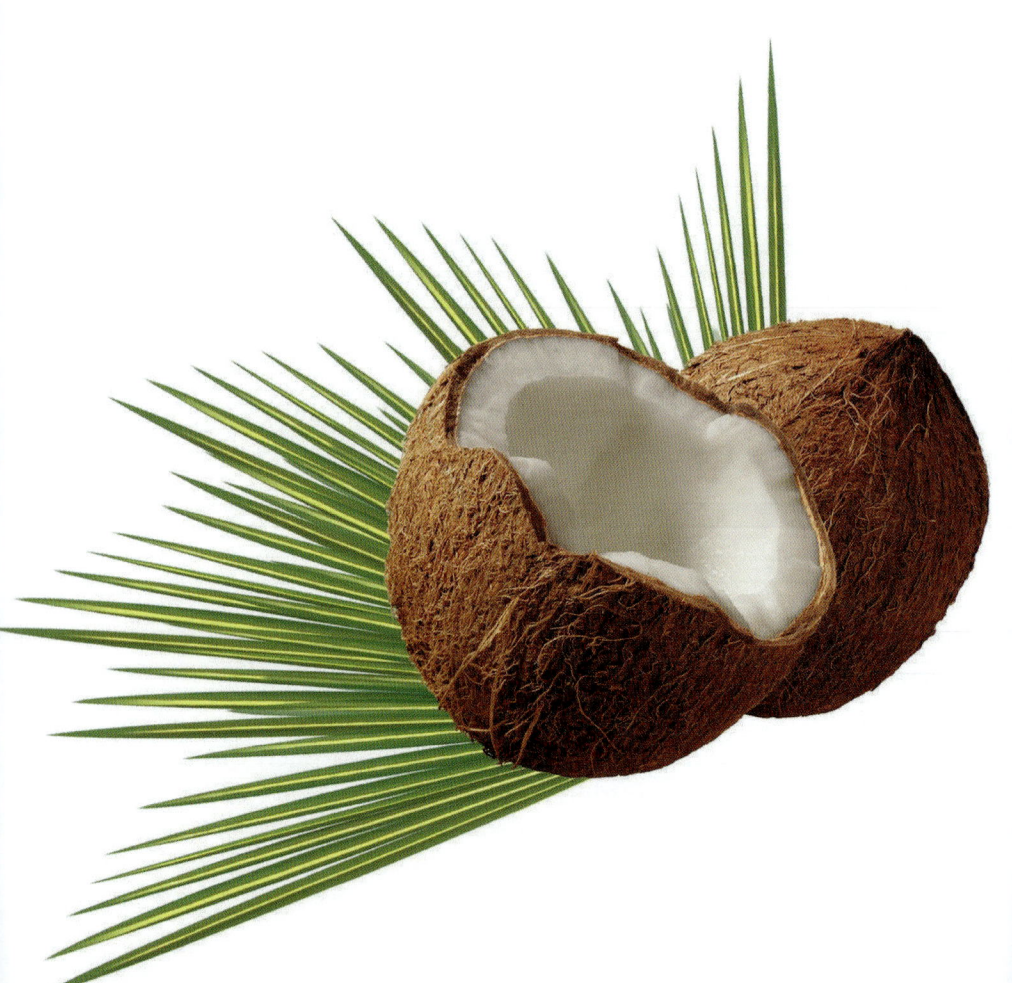

Brunnenkresse mit Schnittlauch-Mango

Zutaten:

1 Kästchen Brunnenkresse, 1 kleine Mango, 2 Handvoll Schnittlauch, 2 Stängel Petersilie, ca. 300 ml Kokoswasser

Zubereitung:

Waschen und zerkleinern Sie den Schnittlauch, die Petersilie und die Kresse. Schneiden Sie die geschälte und entkernte Mango in grobe Stücke.
Geben Sie alle festen Zutaten in den Mixer, füllen Sie nach und nach mit Kokoswasser auf. Pürieren Sie so lange, und geben Sie so viel Kokoswasser hinzu, bis die gewünschte Konsistenz erreicht ist.

Kohlrabi-Grün mit Avocado in Kokoswasser

Zutaten:

100 g Kohlrabi-Grün, 150 g Feldsalat, ½ Gurke, 1 essreife Avocado, ca. 250 ml Kokoswasser

Zubereitung:

Waschen und zerkleinern Sie den Feldsalat, das Kohlrabi-Grün und die Gurke. Schneiden Sie die geschälte und entkernte Avocado in grobe Stücke.
Geben Sie die festen Zutaten in den Mixer, füllen Sie nach und nach mit Kokoswasser auf. Pürieren Sie so lange, und geben Sie nach Belieben Kokoswasser hinzu.

Löwenzahn-Sauerampfer in Kokosmilch

Zutaten:

100 g Löwenzahn, ½ Gurke, 5 Blätter Sauerampfer, 1 Banane, ca. 150 ml Kokosmilch, ca. 100 ml Wasser

Zubereitung:

Waschen und zerkleinern Sie den Löwenzahn und Sauerampfer. Schneiden Sie die gewaschene Gurke und geschälte Banane in grobe Stücke.
Geben Sie die festen Zutaten in den Mixer, füllen Sie nach und nach mit Kokosmilch und Wasser auf. Pürieren Sie so lange, und geben Sie nach Belieben Wasser hinzu.

Feldsalat-Mango mit Papaya und Avocado

Zutaten:

150 g Feldsalat, 100 g Mangold, ½ Papaya, ½ essreife Avocado, ca. 200 ml Kokosmilch, ca. 200 ml Wasser

Zubereitung:

Waschen und zerkleinern Sie den Feldsalat und Mangold. Schälen und entkernen Sie die Papaya und Avocado, und schneiden Sie diese in grobe Stücke.
Geben Sie die festen Zutaten in den Mixer, füllen Sie nach und nach mit Kokosmilch und Wasser auf. Pürieren Sie so lange, und geben Sie so viel Wasser hinzu, bis die gewünschte Konsistenz erreicht ist.

Brennnesseln mit Gundermann in Kokoswasser

Zutaten:

150 g Feldsalat, 50 g Brennnesseln, 50 g Gundermann, 1 Apfel, 1 Birne, ca. 100 ml Kokosmilch, ca. 200 ml Kokoswasser

Zubereitung:

Waschen und zerkleinern Sie den Feldsalat, den Gundermann und die Brennnesseln (mit Handschuhen). Schneiden Sie das gewaschene Obst in Viertel, und entfernen Sie das Kerngehäuse.
Geben Sie die festen Zutaten in den Mixer, füllen Sie nach und nach mit Kokosmilch und Kokoswasser auf. Pürieren Sie so lange, und geben Sie so viel Kokoswasser hinzu, bis die gewünschte Konsistenz erreicht ist.

Brokkoli-Ananas mit Kokosmilch

Zutaten:

150 g Brokkoli, ¼ Kopfsalat, ¼ Baby-Ananas, ca. 150 ml Wasser, ca. 100 ml Kokosmilch

Zubereitung:

Waschen und zerkleinern Sie den Brokkoli und Kopfsalat. Schneiden Sie die gewaschene Ananas in grobe Stücke.
Geben Sie alle festen Zutaten in den Mixer, füllen Sie nach und nach mit Wasser und Kokosmilch auf. Pürieren Sie so lange, und geben Sie so viel Wasser und Kokosmilch hinzu, wie Sie möchten.

Kopfsalat-Brennnesseln mit Banane

Zutaten:

200 g Blattspinat, 5 Blätter Kopfsalat, 50 g Brennnesseln, 1 Banane, 1 EL Leinsamenmehl, ca. 200 ml Kokoswasser, ca. 150 ml Wasser

Zubereitung:

Waschen und zerkleinern Sie den Spinat, den Kopfsalat und die Brennnesseln (mit Handschuhen). Schneiden Sie die geschälte Banane in grobe Stücke.
Geben Sie alle festen Zutaten in den Mixer, füllen Sie nach und nach mit Wasser und Kokoswasser auf. Pürieren Sie so lange, und geben Sie nach Belieben Wasser und Kokoswasser hinzu.

Minze-Kohlrabi-Grün

Zutaten:

100 g Feldsalat, 100 g Grün von Kohlrabi, 5 Minzblätter, 200 g Ananas, ca. 200 ml Kokoswasser

Zubereitung:

Waschen und zerkleinern Sie den Feldsalat und das Kohlrabi-Grün. Schneiden Sie die Ananas in grobe Stücke.
Geben Sie die festen Zutaten in den Mixer, füllen Sie nach und nach mit Kokoswasser auf. Pürieren Sie so lange, und geben Sie nach Belieben Kokoswasser hinzu.

Brombeerblätter mit Feldsalat in Kokoswasser

Zutaten:

150 g Feldsalat, 2 Handvoll Brombeerblätter, ½ Zucchini, 1 Banane, ca. 300 ml Kokoswasser

Zubereitung:

Waschen und zerkleinern Sie den Feldsalat und die Brombeerblätter. Schneiden Sie die gewaschene Zucchini und die geschälte Banane in grobe Stücke.
Geben Sie die festen Zutaten in den Mixer, füllen Sie nach und nach mit Kokoswasser auf. Pürieren Sie so lange, und geben Sie so viel Kokoswasser hinzu, bis die gewünschte Konsistenz erreicht ist.

Brennnesseln mit Datteln in Kokoswasser

Zutaten:

150 g Feldsalat, 50 g Brennnesseln, ½ Gurke, 6 Datteln, ca. 250 ml Kokoswasser

Zubereitung:

Waschen und zerkleinern Sie den Feldsalat und die Brennnesseln (mit Handschuhen). Schneiden Sie die gewaschene Gurke und die entkernten Datteln in grobe Stücke.
Geben Sie alle festen Zutaten in den Mixer, füllen Sie nach und nach mit Kokoswasser auf. Pürieren Sie so lange, und geben Sie so viel Kokoswasser hinzu, bis die gewünschte Konsistenz erreicht ist.

Ananas-Petersilie mit Kokoswasser

Zutaten:

½ Bund Petersilie, 5 Blätter Kopfsalat, 5 Minzblätter, ½ Avocado, 100 g Ananas, ca. 300 ml Kokoswasser

Zubereitung:

Waschen und zerkleinern Sie die entstielte Petersilie, die Salat- und Minzblätter. Schneiden Sie die geschälte und entkernte Avocado und die geschälte Ananas in grobe Stücke.
Geben Sie die festen Zutaten in den Mixer, füllen Sie nach und nach mit Kokoswasser auf. Pürieren Sie so lange, und geben Sie so viel Kokoswasser hinzu, bis die gewünschte Konsistenz erreicht ist.

Himbeerblatt-Löwenzahn und Minze

Zutaten:

50 g Himbeerblätter, 50 g Löwenzahnblätter, 20 g Minzblätter, 2 Bananen, ca. 100 ml Kokosmilch, ca. 250 ml Kokoswasser, 1 EL Gerstengraspulver

Zubereitung:

Waschen und zerkleinern Sie die Himbeer-Löwenzahn- und Minzblätter. Schneiden Sie die geschälten Bananen in grobe Stücke.
Geben Sie die festen Zutaten in den Mixer, füllen Sie nach und nach mit Kokosmilch und Kokoswasser auf. Pürieren Sie so lange, und geben Sie nach Belieben Kokoswasser hinzu.

Mangold-Gurke mit Apfel und Löwenzahn in Kokoswasser

Zutaten:

100 g Mangold, ½ Gurke, 1 Apfel, 1 Handvoll Löwenzahn, ca. 250 ml Kokoswasser

Zubereitung:

Waschen Sie das Obst und Gemüse. Zerkleinern Sie den Mangold und Löwenzahn. Schneiden Sie die Gurke in grobe Stücke, den Apfel in Viertel, und entfernen Sie das Kerngehäuse.
Geben Sie die festen Zutaten in den Mixer, füllen Sie nach und nach mit Kokoswasser auf. Pürieren Sie so lange, und geben Sie so viel Kokoswasser hinzu, bis die gewünschte Konsistenz erreicht ist.

Radieschen-Grün mit Apfel-Banane

Zutaten:

Grün von 1 Bund Radieschen, 100 g Spinat, 1 Banane, 1 Apfel, ca. 250 ml Kokoswasser

Zubereitung:

Waschen und zerkleinern Sie das Radieschen-Grün und den Spinat. Schneiden Sie den gewaschenen Apfel in Viertel, und entfernen Sie das Kerngehäuse. Schneiden Sie die geschälte Banane in grobe Stücke.
Geben Sie die festen Zutaten in den Mixer, füllen Sie nach und nach mit Kokoswasser auf. Pürieren Sie so lange, und geben Sie nach Belieben Kokoswasser hinzu.

Rote Bete-Grün mit Kokoswasser

Zutaten:

100 g Grün von Rote Bete, ½ essreife Avocado, 100 g Blattspinat, 1 Handvoll Schnittlauch, ca. 250 ml Kokoswasser

Zubereitung:

Waschen und zerkleinern Sie das Rote Bete-Grün, den Blattspinat und Schnittlauch. Schneiden Sie die geschälte und entkernte Avocado in grobe Stücke.
Geben Sie alle festen Zutaten in den Mixer, füllen Sie nach und nach mit dem Kokoswasser auf. Pürieren Sie so lange, und geben Sie so viel Kokoswasser hinzu, bis die gewünschte Konsistenz erreicht ist.

Salatherz-Löwenzahn in Kokoswasser

Zutaten:

1 Salatherz, 1 Handvoll Löwenzahn, ½ Gurke, ½ Zucchini, 2 Nektarinen, ca. 250 ml Kokoswasser

Zubereitung:

Waschen Sie das Obst und Gemüse. Zupfen Sie die Salatblätter und den Löwenzahn klein. Schneiden Sie die Gurke, Zucchini und die entkernten Nektarinen in grobe Stücke.
Geben Sie die festen Zutaten in den Mixer, füllen Sie nach und nach mit Kokoswasser auf. Pürieren Sie so lange, und geben Sie so viel Kokoswasser hinzu, wie Sie möchten.

Sellerie-Lauchzwiebel mit Taubnessel und Nektarinen

Zutaten:

150 g Blattspinat, 1 Stange Sellerie, 1 Lauchzwiebel, 50 g Taubnessel, 2 Nektarinen, ca. 350 ml Kokoswasser

Zubereitung:

Waschen und zerkleinern Sie den Blattspinat, den Sellerie, die Lauchzwiebel und die Taubnessel. Schneiden Sie die gewaschenen Nektarinen in Viertel, entfernen Sie die Kerne.
Geben Sie die festen Zutaten in den Mixer, füllen Sie nach und nach mit Kokoswasser auf. Pürieren Sie so lange, und geben Sie so viel Kokoswasser hinzu, bis die gewünschte Konsistenz erreicht ist.

Mangold-Zucchini in Apfel-Kokoswasser

Zutaten:

100 g Mangold, 2 Zucchini, 2 Äpfel, ca. 250 ml Kokoswasser

Zubereitung:

Waschen und zerkleinern Sie den Mangold und die Zucchini. Schneiden Sie die gewaschenen und entkernten Äpfel in grobe Stücke. Geben Sie die festen Zutaten in den Mixer, füllen Sie nach und nach mit Kokoswasser auf. Pürieren Sie so lange, und geben Sie so viel Kokoswasser hinzu, bis die gewünschte Konsistenz erreicht ist.

Eichblatt-Brokkoli mit Ananas

Zutaten:

150 g Eichblattsalat, 50 g Brokkoli, 1 essreife Avocado, ½ Baby-Ananas, ca. 250 ml Kokoswasser

Zubereitung:

Waschen und zerkleinern Sie den Salat und Brokkoli. Schneiden Sie die geschälte Ananas in grobe Stücke. Löffeln Sie das Fruchtfleisch aus der halbierten und entkernten Avocado.
Geben Sie die festen Zutaten in den Mixer, füllen Sie nach und nach mit dem Kokoswasser auf. Pürieren Sie so lange, und geben Sie nach Belieben Kokoswasser hinzu.

Brokkoli-Grünkohl in Kokos

Zutaten:

100 g Brokkoli, 100 g Grünkohl, ½ essreife Avocado, 1 Banane, ca. 100 ml Kokosmilch, ca. 250 ml Kokoswasser

Zubereitung:

Waschen und zerkleinern Sie den Brokkoli und Grünkohl. Schneiden Sie die geschälte Banane in grobe Stücke. Löffeln Sie das Fruchtfleisch aus der halbierten Avocado.
Geben Sie alle festen Zutaten in den Mixer, füllen Sie nach und nach mit der Kokosmilch und dem Kokoswasser auf. Pürieren Sie so lange, und geben Sie so viel Kokoswasser hinzu, bis die gewünschte Konsistenz erreicht ist.

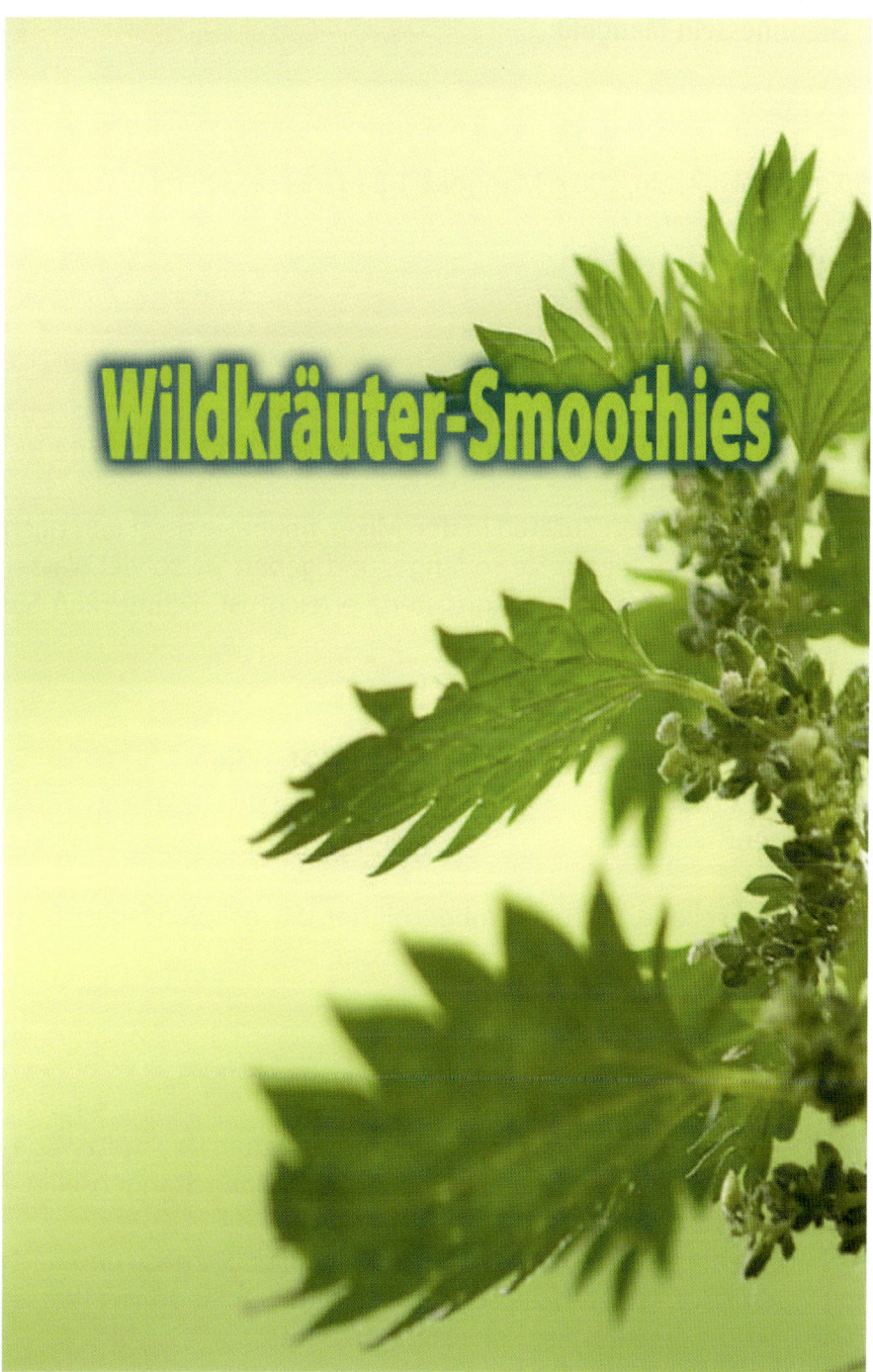
Wildkräuter-Smoothies

Brennnesseln-Mangold

Zutaten:

50 g Brennnesseln, 100 g Mangold, 1 Banane, ca. 300 ml Wasser, 1 EL Zitronensaft

Zubereitung:

Waschen und zerkleinern Sie die entstielten Brennnesseln (mit Handschuhen) und den Mangold. Schneiden Sie die geschälte Banane in grobe Stücke.
Geben Sie die festen Zutaten in den Mixer, füllen Sie nach und nach mit Wasser auf. Pürieren Sie so lange, und geben Sie so viel Wasser hinzu, bis die gewünschte Konsistenz erreicht ist. Schmecken Sie mit dem Zitronensaft ab.

Brombeerblätter mit Spitzwegerich und Petersilie

Zutaten:

1 Stangensellerie, 50 g Brombeerblätter, 50 g Spitzwegerich, ½ Bund Petersilie, 2 Kiwis, ca. 300 ml Wasser

Zubereitung:

Waschen und zerkleinern Sie die Brombeerblätter, den Spitzwegerich und die entstielte Petersilie. Schneiden Sie den Stangensellerie und die geschälten Kiwis in grobe Stücke.
Geben Sie die festen Zutaten in den Mixer, füllen Sie nach und nach mit Wasser auf. Pürieren Sie so lange, und geben Sie so viel Wasser hinzu, bis die gewünschte Konsistenz erreicht ist.

Gundermann-Spitzwegerich mit Spinat

Zutaten:

50 g Gundermann, 100 g Blattspinat, 50 g Spitzwegerich, 1 Banane, 1 Apfel, ca. 400 ml Wasser

Zubereitung:

Waschen und zerkleinern Sie den Gundermann, Spitzwegerich und Blattspinat. Schneiden Sie die geschälte Banane in grobe Stücke und den gewaschenen Apfel in Viertel. Entfernen Sie das Kerngehäuse. Geben Sie die festen Zutaten in den Mixer, füllen Sie nach und nach mit Wasser auf. Pürieren Sie so lange, und geben Sie so viel Wasser hinzu, bis die gewünschte Konsistenz erreicht ist.

Vogelmiere mit Löwenzahn-Salatherz

Zutaten:

50 g Vogelmiere, 100 g Löwenzahn, ½ Salatherz, 2 Kiwis, ca. 300 ml Wasser

Zubereitung:

Waschen und zerkleinern Sie die Vogelmiere, den Löwenzahn und den Salat. Schneiden Sie die geschälten Kiwis in grobe Stücke. Geben Sie die festen Zutaten in den Mixer, füllen Sie nach und nach mit Wasser auf. Pürieren Sie so lange, und geben Sie nach Belieben Wasser hinzu.

Gänseblümchen mit Brennnesseln

Zutaten:

100 g Spinat, 50 g Brennnesseln, 50 g Gänseblümchenblätter, 1 essreife Avocado, ca. 350 ml Wasser

Zubereitung:

Waschen Sie den Spinat, die Gänseblümchenblätter und die entstielten Brennnesseln (mit Handschuhen) und zerkleinern Sie alles. Schneiden Sie geschälte und entkernte Avocado in grobe Stücke. Geben Sie die festen Zutaten in den Mixer, füllen Sie nach und nach mit Wasser auf. Pürieren Sie so lange, und geben Sie nach Belieben Wasser hinzu.

Spinat-Sauerampfer-Gundermann

Zutaten:

200 g Blattspinat, 5 Blätter Sauerampfer, 2 Handvoll Himbeerblätter, 1 Handvoll Gundermann, 200 ml Mandelmilch, ca. 100 ml Wasser

Zubereitung:

Waschen Sie den Blattspinat, Sauerampfer und die Himbeerblätter, und schneiden Sie alles in grobe Stücke.
Geben Sie diese in den Mixer, füllen Sie nach und nach mit der Mandelmilch und Wasser auf. Pürieren Sie so lange, und geben Sie so viel Wasser hinzu, bis die gewünschte Konsistenz erreicht ist.

Breitwegerich-Sauerklee mit Frauenmantel

Zutaten:

100 g Pflücksalat, 2 Handvoll Breitwegerich, 2 Stängel Sauerklee, 2 Handvoll Frauenmantel, 1 Banane, ca. 250 ml Wasser

Zubereitung:

Waschen und zerkleinern Sie die Wildkräuter und den Pflücksalat. Schneiden die geschälte Banane in grobe Stücke.
Geben Sie die festen Zutaten in den Mixer, füllen Sie nach und nach mit Wasser auf. Pürieren Sie so lange, und geben Sie so viel Wasser hinzu, bis die gewünschte Konsistenz erreicht ist.

Klee-Smoothie

Zutaten:

3 Handvoll Wiesenklee, 1 Handvoll Sauerklee, 1 Apfel, 2 Handvoll Pfennigkraut, 100 g Blattspinat, ca. 250 ml Wasser

Zubereitung:

Waschen und zerkleinern Sie die Wildkräuter und den Blattspinat. Schneiden Sie den gewaschenen und entkernten Apfel in grobe Stücke.
Geben Sie die festen Zutaten in den Mixer, füllen Sie nach und nach mit Wasser auf. Pürieren Sie so lange, und geben Sie so viel Wasser hinzu, bis die gewünschte Konsistenz erreicht ist.

Bärlauch mit Giersch und Spitzwegerich

Zutaten:

50 g Giersch, 50 g Spitzwegerich, 5 Blätter Bärlauch, 2 Birnen, 1 TL Zitronensaft, ca. 250 ml Wasser

Zubereitung:

Waschen und zerkleinern Sie den Giersch, Spitzwegerich und Bärlauch. Schneiden Sie die gewaschenen Birnen in Viertel, und entfernen Sie die Kerngehäuse.
Geben Sie die festen Zutaten in den Mixer, füllen Sie nach und nach mit Wasser auf. Pürieren Sie so lange, und geben Sie so viel Wasser hinzu, bis die gewünschte Konsistenz erreicht ist. Schmecken Sie mit dem Zitronensaft ab.

Brennnesseln mit Löwenzahn und Mango

Zutaten:

100 g Brennnesseln, 100 g Löwenzahn, 1 Banane, ½ Mango, 1 EL Zitronensaft, ca. 300 ml Wasser

Zubereitung:

Waschen und zerkleinern Sie den Löwenzahn und die Brennnesseln (mit Handschuhen). Schälen und zerkleinern Sie die Banane und die entkernte Mango. Geben Sie alle festen Zutaten in den Mixer, füllen Sie nach und nach mit Wasser auf. Pürieren Sie so lange, und geben Sie so viel Wasser hinzu, bis die gewünschte Konsistenz erreicht ist. Schmecken Sie mit dem Zitronensaft ab.

Gundermann mit Birnen-Spitzwegerich

Zutaten:

50 g Gundermann, 50 g Spitzwegerich, 1 Zucchini, 2 Birnen, ca. 300 ml Wasser

Zubereitung:

Waschen und zerkleinern Sie den Gundermann, Spitzwegerich und die Zucchini. Schneiden Sie die gewaschenen und entkernten Birnen in grobe Stücke.
Geben Sie die festen Zutaten in den Mixer, füllen Sie nach und nach mit Wasser auf. Pürieren Sie so lange, und geben Sie so viel Wasser hinzu, bis die gewünschte Konsistenz erreicht ist.

Birnen-Klee mit Blattspinat

Zutaten:

3 Handvoll Klee, 100 g Blattspinat, 2 Birnen, ca. 250 ml Wasser

Zubereitung:

Waschen und zerkleinern Sie den Klee und den Blattspinat. Schneiden Sie die gewaschenen entkernten Birnen in grobe Stücke.
Geben Sie alle festen Zutaten in den Mixer, füllen Sie nach und nach mit Wasser auf. Pürieren Sie so lange, und geben Sie so viel Wasser hinzu, bis die gewünschte Konsistenz erreicht ist.

Löwenzahn-Giersch mit Taubnesseln

Zutaten:

10 Taubnesselblätter, 50 g Giersch, 50 g Löwenzahn, 1 Apfel, 2 Stängel Petersilie, ½ Mango, ca. 300 ml Wasser

Zubereitung:

Waschen und zerkleinern Sie die Taubnesselblätter, den Giersch, Löwenzahn und die entstielte Petersilie. Schneiden Sie den gewaschenen Apfel in Viertel, und entfernen Sie das Kerngehäuse. Schneiden Sie die geschälte und entkernte Mango in grobe Stücke. Geben Sie die festen Zutaten in den Mixer, füllen Sie nach und nach mit Wasser auf. Pürieren Sie so lange, und geben Sie nach Belieben Wasser hinzu.

Giersch-Himbeerblätter mit Spitzwegerich und Banane

Zutaten:

50 g Giersch, je 1 Handvoll Himbeerblätter und Spitzwegerich, 1 Stückchen Ingwer, 1 Banane, ca. 300 ml Wasser

Zubereitung:

Waschen und zerkleinern Sie den Giersch, Spitzwegerich und die Himbeerblätter. Schälen und zerkleinern Sie die Banane und den Ingwer.
Geben Sie alle festen Zutaten in den Mixer, füllen Sie nach und nach mit Wasser auf. Pürieren Sie so lange, und geben Sie so viel Wasser hinzu, bis die gewünschte Konsistenz erreicht ist.

Löwenzahn-Brennnesseln mit Zitronenmelisse und Äpfeln

Zutaten:

50 g Löwenzahn, 50 g Brennnesseln, 1 essreife Avocado, 2 Äpfel, 4 Blätter Zitronenmelisse, ca. 300 ml Wasser

Zubereitung:

Waschen und zerkleinern Sie den Löwenzahn, die Zitronenmelisse und die entstielten Brennnesseln (mit Handschuhen). Schneiden Sie die geschälte und entkernte Avocado in grobe Stücke. Waschen und vierteln Sie die Äpfel, und entfernen Sie die Kerngehäuse.
Geben Sie die festen Zutaten in den Mixer, füllen Sie nach und nach mit Wasser auf. Pürieren Sie so lange, und geben Sie nach Bedarf Wasser hinzu, bis die gewünschte Konsistenz erreicht ist.

Grünkohl-Brennnessel-Kresse

Zutaten:

200 g frischer Grünkohl, ½ Gurke, 1 Kästchen Brunnenkresse, 3 Stängel Brennnesseln, ca. 250 ml Wasser

Zubereitung:

Waschen und zerkleinern Sie den Grünkohl, die Brunnenkresse und die entstielten Brennnesseln (mit Handschuhen). Schneiden Sie die gewaschene Gurke in grobe Stücke.
Geben Sie die festen Zutaten in den Mixer, füllen Sie nach und nach mit Wasser auf. Pürieren Sie so lange, und geben Sie so viel Wasser hinzu, bis die gewünschte Konsistenz erreicht ist.

Gemischte Wildkräuter

Zutaten:

je 2 Handvoll Giersch, Löwenzahn, Schafgarbe, Vogelmiere, 2 süßliche Äpfel, ca. 300 ml Wasser

Zubereitung:

Zupfen Sie die gewaschenen Kräuter in grobe Stücke. Schneiden Sie die gewaschenen Äpfel in Viertel, und entfernen Sie die Kerngehäuse. Geben Sie alle festen Zutaten in den Mixer, füllen Sie nach und nach mit Wasser auf. Pürieren Sie so lange, und geben Sie so viel Wasser hinzu, bis die gewünschte Konsistenz erreicht ist.

Weintrauben mit Wildkräutern

Zutaten:

100 g grüne Weintrauben, je 2 Handvoll Giersch und Löwenzahn, 1 essreife Avocado, ca. 250 ml Wasser

Zubereitung:

Waschen und zerkleinern Sie den Giersch, den Löwenzahn und die Weintrauben. Löffeln Sie das Fruchtfleisch aus der entkernten Avocado.
Geben Sie die festen Zutaten in den Mixer, füllen Sie nach und nach mit Wasser auf. Pürieren Sie so lange, und geben Sie so viel Wasser hinzu, bis die gewünschte Konsistenz erreicht ist.

Beinwell-Ananassalbei

Zutaten:

50 g Brennnesseln, 2 Handvoll Beinwell, 5 Blätter Ananassalbei, 5 große Salatblätter, 1 Apfel, ca. 250 ml Wasser

Zubereitung:

Waschen und zerkleinern Sie die Wildkräuter und die Salatblätter. Schneiden den gewaschenen und entkernten Apfel in grobe Stücke. Geben Sie die festen Zutaten in den Mixer, füllen Sie nach und nach mit Wasser auf. Pürieren Sie so lange, und geben Sie so viel Wasser hinzu, bis die gewünschte Konsistenz erreicht ist.

Pfennigkraut-Vogelmiere mit Sauerklee und Löwenzahn

Zutaten:

1 Handvoll Vogelmiere, 2 Handvoll Pfennigkraut, 1 Handvoll Löwenzahnblätter, 1 Stängel Sauerklee, 1 Apfelsine, ½ TL Kokosfett, ca. 250 ml Wasser

Zubereitung:

Waschen und zerkleinern Sie die Wildkräuter. Schälen Sie die Apfelsine grob, sodass die weiße Schale erhalten bleibt. Schneiden Sie das Fruchtfleisch klein.
Geben Sie die festen Zutaten in den Mixer, füllen Sie nach und nach mit Wasser auf. Pürieren Sie so lange, und geben Sie nach Bedarf Wasser hinzu.

Smoothie von der eigenen Wiese

Zutaten:

1 Stängel Brennnesseln, je 1 Handvoll Löwenzahn, Klee, Gänseblümchenblätter, Breitwegerich, 1 Birne, ca. 250 ml Wasser

Zubereitung:

Waschen und zerkleinern Sie die Wildkräuter. Schneiden Sie die gewaschene und entkernte Birne in grobe Stücke.
Geben Sie die festen Zutaten in den Mixer, füllen Sie nach und nach mit Wasser auf. Pürieren Sie so lange, und geben Sie so viel Wasser hinzu, bis die gewünschte Konsistenz erreicht ist.

Rosenblüten mit Kiwis und Datteln

Zutaten:

100 g Pflücksalat, 1 Handvoll Rosenblüten ohne Grün, 2 Kiwis, 1 Stängel Sauerklee, 2 Datteln, 1 TL Kokosfett, ca. 250 ml Wasser

Zubereitung:

Waschen und zerkleinern Sie den Pflücksalat, den Sauerklee und die Rosenblüten. Schneiden Sie die geschälten Kiwis und die entkernten Datteln in grobe Stücke.
Geben Sie alle festen Zutaten in den Mixer, und füllen Sie nach und nach mit Wasser auf. Pürieren Sie so lange, und geben Sie so viel Wasser hinzu, bis die gewünschte Konsistenz erreicht ist.

Petersilie mit Beinwell-Bananen-Apfel

Zutaten:

2 Handvoll Pflücksalat, 1 Handvoll Beinwell, 1 Banane, 1 Apfel, 1 Bund Petersilie, ca. 300 ml Wasser

Zubereitung:

Waschen und zerkleinern Sie den Pflücksalat, den Beinwell und die Petersilie. Schneiden Sie den gewaschenen, entkernten Apfel und die geschälte Banane in grobe Stücke.
Geben Sie alle festen Zutaten in den Mixer, füllen Sie nach und nach mit Wasser auf. Pürieren Sie so lange, und geben Sie nach Belieben Wasser hinzu.

Vogelmiere-Giersch mit Datteln

Zutaten:

50 g Vogelmiere, 50 g Giersch, 100 g Blattspinat, 3 Datteln, 1 Kiwi, ca. 300 ml Wasser

Zubereitung:

Waschen und zerkleinern Sie die Vogelmiere, den Giersch und Blattsalat. Schneiden Sie die geschälte Kiwi und die entkernten Datteln in grobe Stücke.
Geben Sie alle festen Zutaten in den Mixer, füllen Sie nach und nach mit Wasser auf. Pürieren Sie so lange, und geben Sie nach Belieben Wasser hinzu.

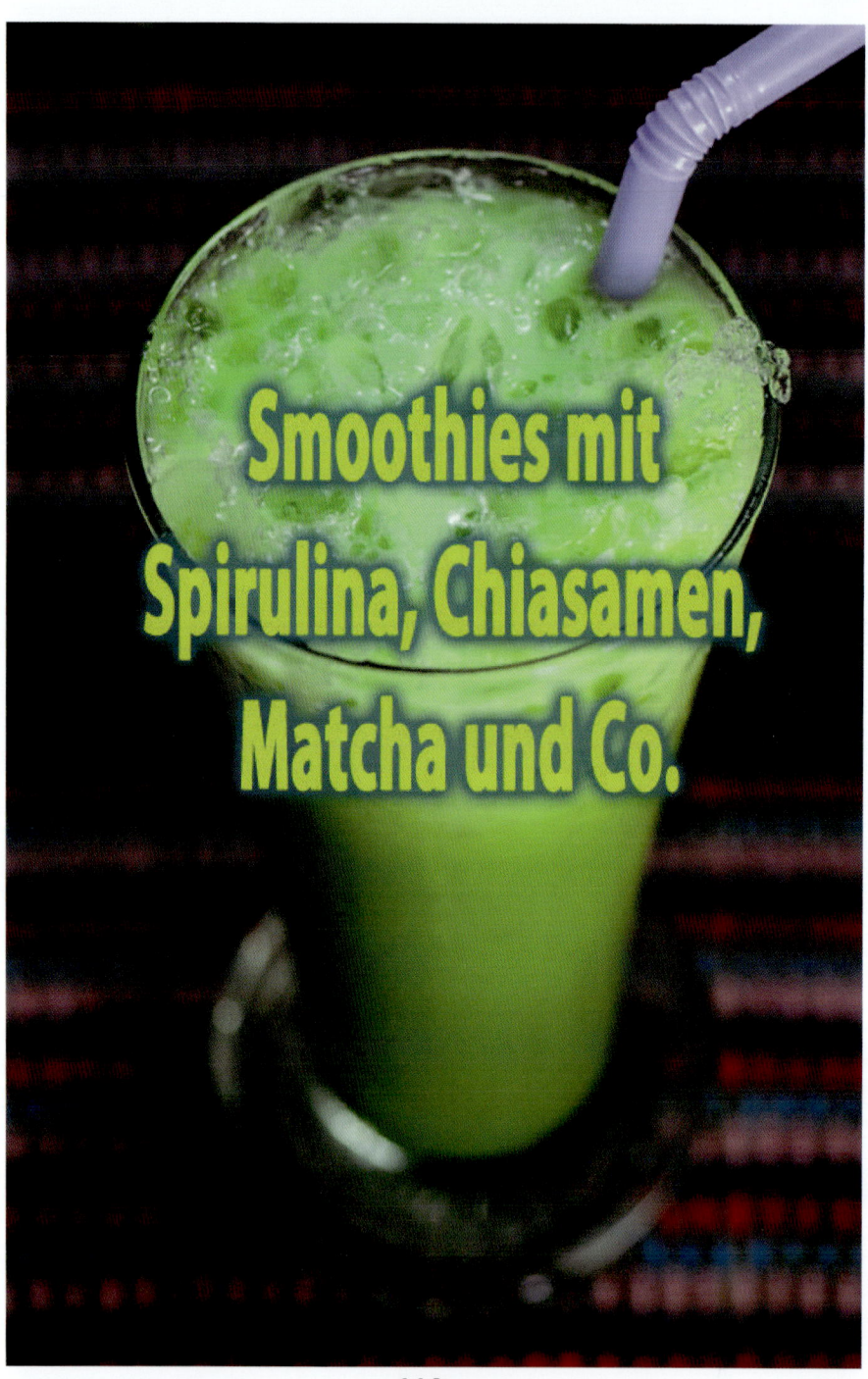

Petersilien-Pflücksalat mit Chiasamen

Zutaten:

100 g Pflücksalat, ½ Bund Petersilie, 1 Zucchini, 1 Apfel, 1 EL Chiasamen, ca. 300 ml Wasser

Zubereitung:

Waschen Sie den Apfel und das Gemüse. Zerkleinern Sie den Pflücksalat, die entstielte Petersilie und die Zucchini. Schneiden Sie den Apfel in Viertel, und entfernen Sie das Kerngehäuse.
Geben Sie alle festen Zutaten in den Mixer, füllen Sie nach und nach mit Wasser auf. Pürieren Sie so lange, und geben Sie nach Belieben Wasser hinzu.

Rote Bete Grün mit Ingwer und Goji-Beeren

Zutaten:

100 g Grün von Rote Bete, 100 g Feldsalat, 1 Birne, 2 EL Goji-Beeren, 1 Stückchen Ingwer, ca. 300 ml Wasser

Zubereitung:

Waschen und zerkleinern Sie das Rote Bete-Grün und den Feldsalat. Schneiden Sie die gewaschene Birne in Viertel, und entfernen Sie das Kerngehäuse. Schälen und zerkleinern Sie den Ingwer.
Geben Sie alle festen Zutaten in den Mixer, füllen Sie nach und nach mit Wasser auf. Pürieren Sie so lange, und geben Sie so viel Wasser hinzu, bis die gewünschte Konsistenz erreicht ist.

Lollo Rosso mit Birne, Baobab und Spirulina

Zutaten:

100 g Blattspinat, 5 Blätter Lollo Rosso, ½ essreife Avocado, 1 Birne, 1 EL Baobabpulver, 1 EL Spirulinaalgen, ca. 300 ml Wasser

Zubereitung:

Waschen und zerkleinern Sie den Spinat und Lollo Rosso. Schneiden Sie die geschälte und entkernte Avocado in grobe Stücke. Vierteln und entkernen Sie die geschälte Birne.
Geben Sie alle festen Zutaten in den Mixer, füllen Sie nach und nach mit Wasser auf. Pürieren Sie so lange, und geben Sie so viel Wasser hinzu, bis die gewünschte Konsistenz erreicht ist.

Gerstengras-Salat

Zutaten:

½ Kopfsalat, 1 Banane, 1 Apfel, 2 EL Gerstengraspulver, ca. 350 ml Wasser

Zubereitung:

Zerkleinern Sie den gewaschenen Salat. Schneiden Sie die geschälte Banane in grobe Stücke. Vierteln und entkernen Sie den gewaschenen Apfel.
Geben Sie alle festen Zutaten in den Mixer, füllen Sie nach und nach mit Wasser auf. Pürieren Sie so lange, und geben Sie so viel Wasser hinzu, bis die gewünschte Konsistenz erreicht ist.

Petersilien-Möhrengrün mit Weizengraspulver

Zutaten:

½ Bund Petersilie, 100 g Blattspinat, 100 g Möhrengrün, 1 Apfelsine, 2 EL Weizengraspulver, ca. 300 ml Wasser

Zubereitung:

Waschen und zerkleinern Sie das Möhrengrün, den Blattspinat und die entstielte Petersilie.
Schälen Sie die Apfelsine grob, sodass die weiße Schale erhalten bleibt. Schneiden Sie das Fruchtfleisch klein.
Geben Sie alle festen Zutaten in den Mixer, füllen Sie nach und nach mit Wasser auf. Pürieren Sie so lange, und geben Sie nach Belieben Wasser hinzu.

Sellerie mit Rucola, Feldsalat und Chiasamen

Zutaten:

1 Stangensellerie, 50 g Rucola, 50 g Feldsalat, 2 Äpfel, ½ TL Zimt, 1 TL Chiasamen, ca. 300 ml Wasser

Zubereitung:

Waschen und zerkleinern Sie den Rucola und Feldsalat. Schneiden Sie den Stangensellerie und die gewaschenen und entkernten Äpfel in grobe Stücke.
Geben Sie alle festen Zutaten in den Mixer, füllen Sie nach und nach mit Wasser auf. Pürieren Sie so lange, und geben Sie so viel Wasser hinzu, bis die gewünschte Konsistenz erreicht ist.

Spinat-Petersilie mit Matcha und Apfelsine

Zutaten:

5 große Blätter Eisbergsalat, 100 g Spinat, ½ Bund Petersilie, ½ TL Matchapulver, 1 Apfelsine, 1 EL Leinsamen, ca. 250 ml Wasser

Zubereitung:

Waschen und zerkleinern Sie den Eisbergsalat, den Spinat und die entstielte Petersilie. Schälen Sie die Apfelsine grob, sodass die weiße Schale erhalten bleibt. Schneiden Sie das Fruchtfleisch klein.
Geben Sie alle festen Zutaten in den Mixer, füllen Sie nach und nach mit Wasser auf. Pürieren Sie so lange, und geben Sie so viel Wasser hinzu, bis die gewünschte Konsistenz erreicht ist.

Salatherz mit Gerstengras und Spirulina

Zutaten:

1 Salatherz, 1 Banane, 2 Kiwis, 2 EL Gerstengraspulver, 2 EL Spirulinaalgen, ca. 350 ml Wasser

Zubereitung:

Waschen und zerkleinern Sie das Salatherz. Schälen Sie die Kiwis und Banane, und schneiden Sie dies in grobe Stücke.
Geben Sie alle festen Zutaten in den Mixer, füllen Sie nach und nach mit Wasser auf. Pürieren Sie so lange, und geben Sie nach Bedarf Wasser hinzu.

Schnittlauch-Avocado mit Spirulinaalgen

Zutaten:

100 g Feldsalat, 1 Handvoll Schnittlauch, ½ essreife Avocado, 1 Apfel, 1 EL Mandelmus, 1 EL Spirulinaalgen, ca. 300 ml Wasser

Zubereitung:

Waschen und zerkleinern Sie den Feldsalat und Schnittlauch. Schneiden Sie die geschälte und entkernte Avocado in grobe Stücke. Schneiden Sie den gewaschenen Apfel in Viertel, und entfernen Sie das Kerngehäuse. Geben Sie alle festen Zutaten in den Mixer, füllen Sie nach und nach mit Wasser auf. Pürieren Sie so lange, und geben Sie so viel Wasser hinzu, bis die gewünschte Konsistenz erreicht ist.

Rucola-Sellerie mit Möhrengrün und Apfelsine

Zutaten:

200 g Rucola, 1 Stange Sellerie, 50 g Möhrengrün, 1 Apfelsine, 1 EL Spirulinaalgen, 1 TL Zitronensaft, ca. 300 ml Wasser

Zubereitung:

Waschen und zerkleinern Sie den Rucola, Sellerie und das Möhrengrün. Schälen Sie die Apfelsine grob, sodass die weiße Schale erhalten bleibt. Schneiden Sie das Fruchtfleisch klein.
Geben Sie alle festen Zutaten in den Mixer, füllen Sie nach und nach mit Wasser auf. Pürieren Sie so lange, und geben Sie so viel Wasser hinzu, bis die gewünschte Konsistenz erreicht ist. Schmecken Sie mit dem Zitronensaft ab.

Brokkoli-Apfel-Pfirsich mit Spirulina

Zutaten:

150 Brokkoli, 5 Blätter Kopfsalat, 1 Apfel, 1 Pfirsich, 1 EL Spirulinaalgen, ca. 250 ml Wasser

Zubereitung:

Waschen und zerkleinern Sie den Brokkoli und Salat. Waschen, entkernen und zerkleinern Sie den Apfel und den Pfirsich.
Geben Sie alle festen Zutaten in den Mixer, füllen Sie nach und nach mit Wasser auf. Pürieren Sie so lange, und geben Sie nach Belieben Wasser hinzu, bis die gewünschte Konsistenz erreicht ist.

Spinat-Moringa-Gerstengras

Zutaten:

100 g Blattspinat, 2 EL Moringapulver, 2 EL Gerstengraspulver, ca. 300 ml Wasser

Zubereitung:

Zerkleinern Sie den gewaschenen Blattspinat. Geben Sie diesen zusammen mit dem Moringapulver und Gerstengraspulver in den Mixer.
Füllen Sie nach und nach mit Wasser auf. Pürieren Sie so lange, und geben Sie nach Bedarf Wasser hinzu.

Rote Bete Blätter mit Spinat und Matcha

Zutaten:

50 g Blätter von Rote Bete, 100 g Spinat, 1 Banane, 2 TL Matchapulver, ca. 300 ml Wasser

Zubereitung:

Waschen und zerkleinern Sie die Rote Bete-Blätter und den Spinat. Schneiden Sie die Banane in grobe Stücke.
Geben Sie alle festen Zutaten in den Mixer, füllen Sie nach und nach mit Wasser auf. Pürieren Sie so lange, und geben Sie nach Belieben Wasser hinzu, bis die gewünschte Konsistenz erreicht ist.

Kiwi-Kaki mit Spirulina-Gerstengras

Zutaten:

150 g Blattspinat, 2 Kiwis, 1 Kakifrucht, 2 EL Spirulinaalgen, 2 EL Gerstengraspulver, ca. 300 ml Wasser

Zubereitung:

Zerkleinern Sie den gewaschenen Blattspinat. Schälen Sie die Kiwis und die Kakifrucht, und schneiden Sie dies in grobe Stücke.
Geben Sie alle festen Zutaten in den Mixer, füllen Sie nach und nach mit Wasser auf. Pürieren Sie so lange, und geben Sie so viel Wasser hinzu, bis die gewünschte Konsistenz erreicht ist.

Grünkohl-Moringa

Zutaten:

150 g Grünkohl, 1 Banane, 1 Nektarine, 1 TL Moringapulver, 1 Handvoll Schnittlauch, ca. 300 ml Wasser

Zubereitung:

Waschen und zerkleinern Sie den Grünkohl und den Schnittlauch. Schneiden Sie die geschälte Banane und die gewaschene und entkernte Nektarine in grobe Stücke.
Geben Sie alle festen Zutaten in den Mixer, füllen Sie nach und nach mit Wasser auf. Pürieren Sie so lange, und geben Sie nach Bedarf Wasser hinzu, bis die gewünschte Konsistenz erreicht ist.

Feldsalat-Brennnesseln mit Mandelmus und Algen

Zutaten:

100 g Feldsalat, 50 g Brennnesseln, 2 Kiwis, 1 TL Mandelmus, 1 Banane, 1 EL Spirulinaalgen, ca. 300 ml Wasser

Zubereitung:

Waschen und zerkleinern Sie den Feldsalat und die entstielten Brennnesselblätter (mit Handschuhen). Schälen und zerkleinern Sie die Kiwis und die Banane.
Geben Sie alle festen Zutaten in den Mixer, füllen Sie nach und nach mit Wasser auf. Pürieren Sie so lange, und geben Sie nach Belieben Wasser hinzu.

Rucola mit Ananas-Banane und Moringa

Zutaten:

100 g Rucola, 100 g Kopfsalat, ¼ Baby-Ananas, 1 Banane, ca. 300 ml Wasser, 1 TL Moringapulver

Zubereitung:

Schälen und zerkleinern Sie die Banane und die Ananas. Zupfen Sie den gewaschenen Salat klein. Geben Sie das Obst und Gemüse mit dem Moringapulver in einen Mixer.
Pürieren Sie alle Zutaten, und geben Sie nach und nach das Wasser hinzu. Füllen Sie so viel Wasser auf, und mixen Sie so lange, bis die gewünschte Konsistenz erreicht ist.

Brennnesseln mit Herz

Zutaten:

2 Handvoll Brennnesselblätter, 1 Salatherz, ca. 300 ml Wasser, 1 EL Spirulinaalgen

Zubereitung:

Waschen und zerkleinern Sie das Salatherz und die Brennnesseln (mit Handschuhen).
Geben Sie alle festen Zutaten in den Mixer, füllen Sie nach und nach mit Wasser auf. Pürieren Sie so lange, und geben Sie nach Belieben Wasser hinzu.

Wilder Spinat-Smoothie

Zutaten:

100 g Blattspinat, je 1 Handvoll Löwenzahn, Beinwell und Pfennigkraut, 2 Datteln, 1 TL Kokosfett, ca. 300 ml Wasser

Zubereitung:

Waschen und zerkleinern Sie den Blattspinat und die Wildkräuter. Geben Sie diese zusammen mit den in Stücke geschnittenen Datteln und dem Kokosfett in einen Mixer.
Füllen Sie nach und nach mit Wasser auf. Pürieren Sie so lange, und geben Sie nach Belieben Wasser hinzu, bis die gewünschte Konsistenz erreicht ist.

Eichblatt mit Hirschhornwegerich

Zutaten:

½ Eichblattsalat, 1 Kästchen Brunnenkresse, 2 Mandarinen, 1 Handvoll Hirschhornwegerich, ca. 300 ml Wasser

Zubereitung:

Waschen und zerkleinern Sie den Eichblattsalat, die Brunnenkresse und den Hirschhornwegerich. Schälen Sie die Mandarinen grob, sodass die weiße Schale erhalten bleibt. Schneiden Sie das Fruchtfleisch klein.
Geben Sie alle festen Zutaten in den Mixer, füllen Sie nach und nach mit Wasser auf. Pürieren Sie so lange, und geben Sie so viel Wasser hinzu, bis die gewünschte Konsistenz erreicht ist.

Löwenzahn-Brennnesseln mit Zitronenmelisse und Äpfeln

Zutaten:

je 2 Handvoll Löwenzahn und Brennnesseln, ½ essreife Avocado, 4 Blätter Zitronenmelisse, 2 Äpfel, ca. 300 ml Wasser

Zubereitung:

Waschen und zerkleinern Sie den Löwenzahn, die Zitronenmelisse und die entstielten Brennnesseln (mit Handschuhen). Schneiden Sie die geschälte und entkernte Avocado in grobe Stücke. Waschen und vierteln Sie die Äpfel, und entfernen Sie die Kerngehäuse. Geben Sie alle festen Zutaten in den Mixer, füllen Sie nach und nach mit Wasser auf. Pürieren Sie so lange, und geben Sie nach Belieben Wasser hinzu, bis die gewünschte Konsistenz erreicht ist.

Giersch-Bärlauch mit Banane

Zutaten:

100 g Giersch, ½ Gurke, 10 Blätter Bärlauch, 1 Banane, ca. 300 ml Wasser

Zubereitung:

Waschen und zerkleinern Sie den Giersch und Bärlauch. Schneiden Sie die gewaschene Gurke und die geschälte Banane in grobe Stücke. Geben Sie alle festen Zutaten in den Mixer, füllen Sie nach und nach mit Wasser auf. Pürieren Sie so lange, und geben Sie so viel Wasser hinzu, bis die gewünschte Konsistenz erreicht ist.

Pikante Smoothies

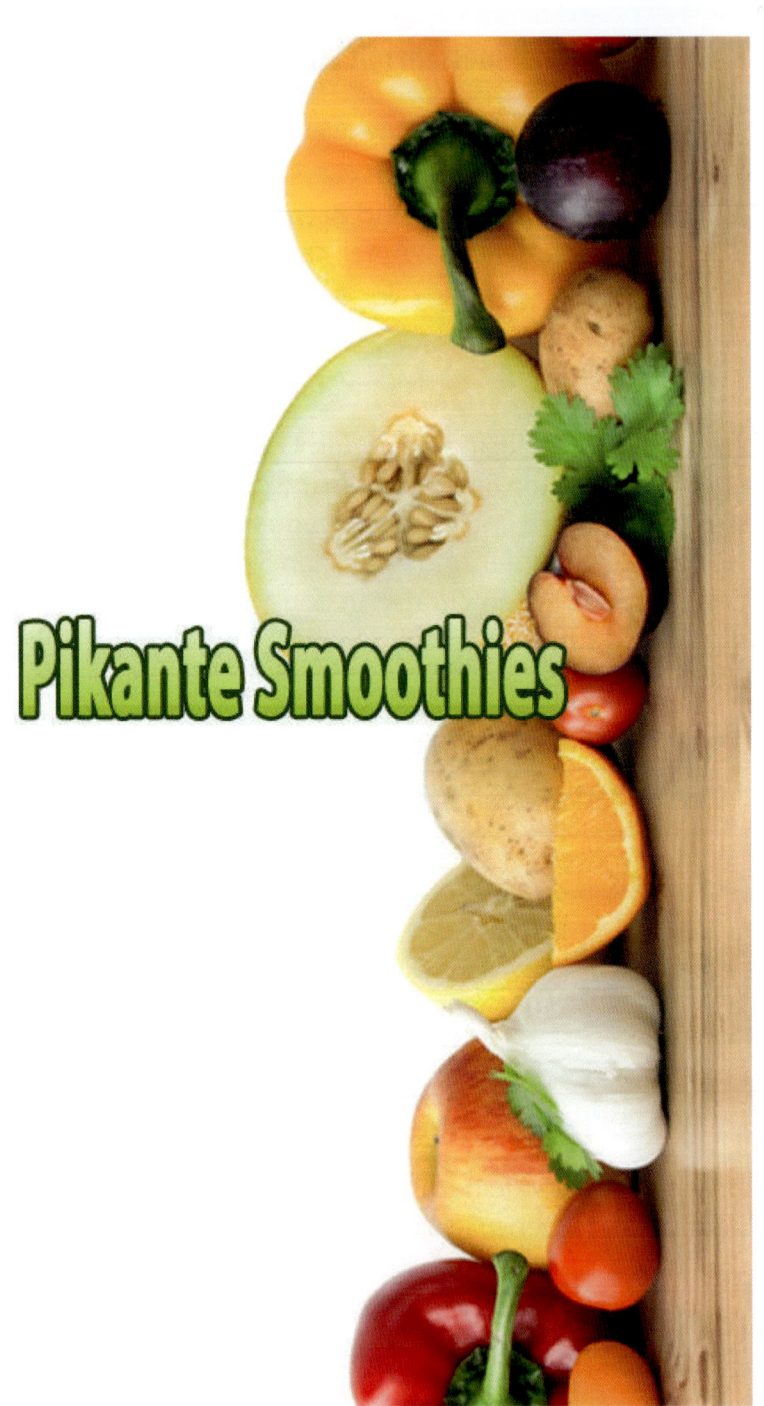

Saures Radieschen-Grün mit Gurkensenf

Zutaten:

frisches Grün von einem Bund Radieschen, 1 Stängel Sauerklee, 1 saurer Apfel, 1 TL Zitronensaft, ½ Gurke, ½ TL Senf, ca. 250 ml Wasser

Zubereitung:

Waschen und zerkleinern Sie das Radieschen-Grün und den Sauerklee. Schneiden Sie die gewaschene Gurke und den gewaschenen und entkernten Apfel in grobe Stücke.
Geben Sie alle Zutaten in den Mixer, füllen Sie nach und nach mit Wasser auf. Pürieren Sie so lange, und geben Sie so viel Wasser hinzu, bis die gewünschte Konsistenz erreicht ist.

Salatherz mit Mango

Zutaten:

1 Salatherz, 2 Stängel Petersilie, ½ Mango, 1 Apfel, etwas Salz und Pfeffer, ca. 300 ml Wasser

Zubereitung:

Waschen und zerkleinern Sie das Salatherz und die Petersilie. Schneiden Sie die geschälte und entkernte Mango in grobe Stücke. Vierteln und entkernen Sie den Apfel. Geben Sie alle Zutaten in den Mixer, füllen Sie nach und nach mit Wasser auf. Pürieren Sie so lange, und geben Sie nach Belieben Wasser hinzu, bis die gewünschte Konsistenz erreicht ist. Schmecken Sie mit Salz und Pfeffer ab.

Paprika mit Kiwi

Zutaten:

2 Handvoll Pflücksalat, 1 grüne Paprika, 1 Kiwi, 1 TL Leinöl, je 1 Prise Paprikapulver, Salz und Pfeffer, ca. 250 ml Wasser

Zubereitung:

Waschen und zerkleinern Sie den Pflücksalat. Schneiden Sie die gewaschene Paprika und die geschälte Kiwi in grobe Stücke.
Geben Sie alle festen Zutaten und das Leinöl in den Mixer, füllen Sie nach und nach mit Wasser auf. Pürieren Sie so lange, und geben Sie so viel Wasser hinzu, bis die gewünschte Konsistenz erreicht ist. Schmecken Sie mit den Gewürzen ab.

Basilikum-Petersilie

Zutaten:

¼ Bund Petersilie, 100 g Feldsalat, 1 saurer Apfel, 1 Stückchen Ingwer, 6 Blätter Basilikum, 1 essreife Avocado, etwas Salz und Pfeffer, ca. 350 ml Wasser

Zubereitung:

Waschen und zerkleinern Sie den Feldsalat, die Petersilie und die Basilikumblätter. Schälen und zerkleinern Sie den Ingwer und die entkernte Avocado. Schneiden Sie den Apfel in Viertel, und entfernen Sie das Kerngehäuse. Geben Sie alle festen Zutaten in den Mixer, füllen Sie nach und nacmit Wasser auf. Pürieren Sie so lange, und geben Sie so viel Wasser hinzu, bis die gewünschte Konsistenz erreicht ist. Schmecken Sie mit den Gewürzen ab.

Wirsing-Zwiebel mit Rucola

Zutaten:

50 g Rucola, 3 Blätter Wirsing, ½ kleine Zwiebel, 1 TL Leinöl, 1 Stängel Petersilie, etwas Salz und Pfeffer, ca. 300 ml Wasser

Zubereitung:

Waschen und zerkleinern Sie den Rucola, Wirsing und die Petersilie. Schneiden Sie die geschälte Zwiebel in Würfel.
Geben Sie alle festen Zutaten in den Mixer, füllen Sie nach und nach mit Wasser auf. Pürieren Sie so lange, und geben Sie so viel Wasser hinzu, bis die gewünschte Konsistenz erreicht ist. Schmecken Sie mit den Gewürzen ab.

Spinat mit Knoblauch

Zutaten:

150 g Blattspinat, ½ Zwiebel, 2 Knoblauchzehen, 2 Stängel Petersilie, 1 TL Olivenöl, etwas Salz, Pfeffer und Gemüsebrühepulver, ca. 300 ml Wasser

Zubereitung:

Waschen und zerkleinern Sie den Blattspinat und die von den Stielen gezupften Petersilienblätter. Schälen und zerkleinern Sie die Zwiebel und Knoblauchzehen. Geben Sie alle festen Zutaten und das Olivenöl in den Mixer, füllen Sie nach und nach mit Wasser auf. Pürieren Sie so lange, und geben Sie so viel Wasser hinzu, bis die gewünschte Konsistenz erreicht ist. Schmecken Sie mit den Gewürzen ab.

Radieschen-Apfel-Kiwi in Feldsalat

Zutaten:

100 g Feldsalat, 2 Radieschen, 1 Kiwi, 1 Apfel, 1 TL Leinöl, 1 TL Zitronensaft, etwas Salz, Curcuma und Pfeffer, ca. 250 ml Wasser

Zubereitung:

Waschen und zerkleinern Sie den Feldsalat und die Radieschen. Schälen und zerkleinern Sie die Kiwi. Schneiden Sie den gewaschenen Apfel in grobe Stücke, und entfernen Sie das Kerngehäuse. Geben Sie alle festen Zutaten mit dem Leinöl in den Mixer, füllen Sie nach und nach mit Wasser auf. Pürieren Sie so lange, und geben Sie so viel Wasser hinzu, bis die gewünschte Konsistenz erreicht ist. Schmecken Sie mit dem Zitronensaft und den Gewürzen ab.

Bärlauch-Joghurt-Smoothie

Zutaten:

1 Handvoll Bärlauchblätter, 1 Handvoll Knoblauchrauke, 100 g Römersalat, 100 ml Naturjoghurt, ca. 250 ml Wasser, etwas Salz und Pfeffer

Zubereitung:

Waschen und zerkleinern Sie die Bärlauchblätter, die Knoblauchrauke und den Römersalat.
Geben Sie alle festen Zutaten in den Mixer, füllen Sie nach und nach mit dem Joghurt und Wasser auf. Pürieren Sie so lange, und geben Sie so viel Wasser hinzu, bis die gewünschte Konsistenz erreicht ist. Schmecken Sie mit den Gewürzen ab.

Brokkoli-Avocado

Zutaten für 2 Portionen:

150 g Brokkoli, ½ reife Avocado, 2 EL Crème fraîche, 1 TL Leinöl, 1 Stückchen Ingwer, ca. 250 ml erkaltete Gemüsebrühe, etwas Muskat, Salz und Pfeffer

Zubereitung:

Waschen und zerkleinern Sie den Brokkoli. Schneiden Sie den geschälten Ingwer in grobe Stücke. Löffeln Sie das Fruchtfleisch aus der halbierten und entkernten Avocado.
Geben Sie dies mit dem Crème fraîche und dem Leinöl in den Mixer, füllen Sie nach und nach mit der Gemüsebrühe auf. Pürieren Sie so lange, und geben Sie so viel Gemüsebrühe hinzu, bis die gewünschte Konsistenz erreicht ist. Schmecken Sie mit den Gewürzen ab.

Pikanter Kräutermix

Zutaten:

2 Handvoll Löwenzahn, je ½ Bund Petersilie, Oregano und Schnittlauch, 20 ml Kokosmilch, 1 Stückchen Ingwer, ca. 250 ml Wasser, etwas Salz und Pfeffer

Zubereitung:

Waschen und zerkleinern Sie die Kräuter und den geschälten Ingwer. Geben Sie alle festen Zutaten in den Mixer, füllen Sie nach und nach mit der Kokosmilch und Wasser auf. Pürieren Sie so lange, und geben Sie so viel Wasser hinzu, bis die gewünschte Konsistenz erreicht ist. Schmecken Sie mit den Gewürzen ab.

Sahniges Kräuter-Zucchini-Smoothie
Zutaten für 2 Portionen:

150 g Zucchini, 1 Zwiebel, ½ Bund Schnittlauch, 1 TL frische Thymianblätter, 70 ml Sahne, 2 EL Crème fraîche, 1 TL Olivenöl, je 1 Spritzer Zitronensaft und Tabasco, etwas Salz und Pfeffer, ca. 250 ml erkaltete Gemüsebrühe

Zubereitung:

Schneiden Sie die gewaschene Zucchini, die geschälte Zwiebel und den Schnittlauch in grobe Stücke. Geben Sie alle festen Zutaten mit dem Crème fraîche und Olivenöl in den Mixer, füllen Sie nach und nach mit der Gemüsebrühe und der Sahne auf. Pürieren Sie so lange, und geben Sie so viel Gemüsebrühe hinzu, bis die gewünschte Konsistenz erreicht ist. Schmecken Sie mit dem Zitronensaft, Tabasco und den Gewürzen ab.

Wildkräuter in Gemüsebrühe

Zutaten:

100 g gemischte Wildkräuter (z. B. Giersch, Knoblauchrauke, Brennnesseln, Schafgarbe, Löwenzahn, Spitzwegerich), ½ kleine Zwiebel, ca. 250 ml erkaltete Gemüsebrühe, 3 EL Sahne, 1 TL Spirulinaalgen, etwas Salz und Pfeffer

Zubereitung:

Waschen und zerkleinern Sie die Wildkräuter. Schneiden Sie die geschälte Zwiebel in grobe Stücke. Geben Sie alle festen Zutaten in den Mixer, füllen Sie nach und nach mit der Gemüsebrühe und der Sahne auf. Pürieren Sie so lange, und geben Sie so viel Gemüsebrühe hinzu, bis die gewünschte Konsistenz erreicht ist. Schmecken Sie mit Salz und Pfeffer ab.

Sellerie mit Aprikosen

Zutaten:

1 Stange Sellerie, 1 Radieschen, 1 Handvoll Pflücksalat, 3 Aprikosen, ½ essreife Avocado, 3 Stängel Koriander, ca. 300 ml Wasser, etwas Salz und Pfeffer

Zubereitung:

Waschen und zerkleinern Sie das Radieschen, den Sellerie, Koriander und Pflücksalat. Schneiden Sie die gewaschenen und entkernten Aprikosen in grobe Stücke. Löffeln Sie das Fruchtfleisch aus der entkernten Avocado. Geben Sie alle festen Zutaten in den Mixer, füllen Sie nach und nach mit Wasser auf. Pürieren Sie so lange, und geben Sie so viel Wasser hinzu, bis die gewünschte Konsistenz erreicht ist. Schmecken Sie mit Salz und Pfeffer ab.

Römer-Rettich mit Knoblauchrauke und Spitzwegerich

Zutaten:

50 g Römersalat, 20 g frischer Rettich, 1 Handvoll Spitzwegerich, 1 Handvoll Knoblauchrauke, ½ Bund Petersilie, etwas Chili, Kardamom, Salz und Pfeffer, ca. 250 ml Wasser

Zubereitung:

Waschen und zerkleinern Sie die den Römersalat, die Kräuter und den Rettich. Geben Sie dies in den Mixer, füllen Sie nach und nach mit Wasser auf. Pürieren Sie so lange, und geben Sie so viel Wasser hinzu, bis die gewünschte Konsistenz erreicht ist. Schmecken Sie mit den Gewürzen ab.

Salatherz mit Chicorée

Zutaten:

1 Chicorée, 1 Salatherz, 2 Stängel Petersilie, 3 Stängel Schnittlauch, 1 Stückchen Ingwer, 1 EL Leinöl, ca. 250 ml Wasser, etwas Salz und Pfeffer

Zubereitung:

Waschen und zerkleinern Sie den Chicorée, das Salatherz, die entstielte Petersilie und den Schnittlauch. Schneiden Sie den geschälten Ingwer in grobe Stücke. Geben Sie alle festen Zutaten mit dem Leinöl in den Mixer, füllen Sie nach und nach mit Wasser auf. Pürieren Sie so lange, und geben Sie so viel Wasser hinzu, bis die gewünschte Konsistenz erreicht ist. Schmecken Sie mit Salz und Pfeffer ab.

Sellerie-Kohlrabi

Zutaten:

1 Stangensellerie, 1 Kohlrabi mit Blättern, 1 Apfel, ½ Bund Koriander, 1 TL Moringapulver, ca. 300 ml Wasser

Zubereitung:

Waschen und zerkleinern Sie den Stangensellerie, die geschälte Kohlrabi mit Blättern und den Koriander. Schneiden Sie den gewaschenen und entkernten Apfel in grobe Stücke.
Geben Sie alle festen Zutaten in den Mixer, füllen Sie nach und nach mit Wasser auf. Pürieren Sie so lange, und geben Sie so viel Wasser hinzu, bis die gewünschte Konsistenz erreicht ist.

Zucchini-Brunnenkresse

Zutaten:

2 Zucchini, 1 Schälchen Brunnenkresse, 1 Zwiebel, ca. 250 ml erkaltete Gemüsebrühe, 2 EL Crème fraîche, etwas Salz und Pfeffer

Zubereitung:

Waschen und zerkleinern Sie die Zucchini und die Brunnenkresse. Schneiden Sie die geschälte Zwiebel in grobe Stücke.
Geben Sie die festen Zutaten in den Mixer, füllen Sie nach und nach mit der Gemüsebrühe und dem Crème fraîche auf. Pürieren Sie so lange, und geben Sie so viel Gemüsebrühe hinzu, bis die gewünschte Konsistenz erreicht ist. Schmecken Sie mit den Gewürzen ab.

Radicchio-Feldsalat mit Apfel-Petersilie

Zutaten:

½ Radicchio, 100 g Feldsalat, 2 Stängel Petersilie, 1 saurer Apfel, etwas Salz, Pfeffer und Curry, ca. 300 ml Wasser

Zubereitung:

Waschen und zerkleinern Sie den Radicchio, Feldsalat und die Petersilie. Schneiden Sie den gewaschenen und entkernten Apfel in grobe Stücke.
Geben Sie alle festen Zutaten in den Mixer, füllen Sie nach und nach mit Wasser auf. Pürieren Sie so lange, und geben Sie so viel Wasser hinzu, bis die gewünschte Konsistenz erreicht ist.

Rezeptregister

Einsteiger-Smoothies

Grünkohl-Spinat mit Banane und Apfelsine ...60
Rucola-Spinat mit Banane und Avocado...60
Spinat-Apfelsine mit Banane....61
Rote Bete-Grünkohl mit Birnen.....61
Spinat-Gurke mit Apfel und Minze....62
Grünkohl-Zucchini mit Mandarinen....62
Rote Bete-Grün mit Grapefruit....63
Wirsing-Feldsalat mit Kiwi....63

Smoothies mit Wasser

Lauchzwiebel-Kresse mit Äpfeln....64
Brokkoli-Salat-Smoothie....64
Brennnesseln mit Feldsalat....65
Grüner Salat mit Minze...65
Kohl-Smoothie im Herbst...66
Paprika-Smoothie mit Gurke und Kiwi....66
Fenchel-Salatherz mit Erdmandeln....67
Kohlrabi-Grün mit Birne un d Kiwi....67
Rote Bete-Wirsing mit Grapefruit....68
Sellerie-Portulak mit Apfel-Datteln.....68
Brokkoli-Mangold mit Apfelsinen-Petersilie....69
Grünkohl-Salat mit Ananas....69

Smoothies mit Tee

Brennnesseln im grünen Tee.....71
Römersalat mit Möhrengrün in grünem Tee....71
Ingwer-Smoothie....72
Rote Bete Grün mit Apfelsinen-Papaya.....72
Rucola mit Ananas-Banane in grünem Tee...73
Grün von Rote Bete, Mangold und Ingwertee....73

Rezeptregister

Radieschen-Grün mit Papaya und Ingwertee....74
Eichblattsalat in Ingwertee mit Birne....74

Eisgekühlte Smoothies

Rucola-Sellerie mit Eis-Banane.....76
Eisgekühlter Lollo Rosso mit Papaya......76
Gekühlter Gerstengras-Grünkohl mit Äpfeln....77
Gekühlter Mangold in Ingwertee...77
Eisgekühlter Grünkohl-Löwenzahn....78
Kalter Kiwi-Grünkohl....78
Salatherz mit Zucchini-Bananen-Birne.....79
Pflücksalat mit Apfelsinen-Brunnenkresse.....79

Smoothies mit Mandel-, Hafer- und Reismilch

Spinat-Feldsalat in Mandelmilch.....80
Mangold-Apfel in Reismilch.......80
Möhrengrün-Petersilie in Hafermilch.....81
Salat-Ananas in Mandelmilch.....81
Sellerie-Sauerampfer mit Ananas......82
Salatherz-Rucola mit Kiwi-Birne in Reismilch....82
Mangold-Möhrengrün in Reismilch....83
Giersch-Spinat mit Avocado und Kiwi.....83
Grünkohl-Salatherz mit Aprikosen in Reismilch....84
Bärlauch-Brokkoli in Reismilch......84
Portulak mit Fenchel.....85
Gurken-Kohlrabi mit Birnen-Hafermilch....85

Rezeptregister

Smoothies mit Kokosmilch und Kokoswasser

Brunnenkresse mit Schnittlauch-Mango....87
Kohlrabi-Grün mit Avocado in Kokoswasser....87
Löwenzahn-Sauerampfer in Kokosmilch....88
Feldsalat-Mango mit Papaya und Avocado.....88
Brennnesseln mit Gundermann in Kokoswasser....89
Brokkoli-Ananas mit Kokosmilch....89
Kopfsalat-Brennnesseln mit Banane....90
Minze-Kohlrabi-Grün...90
Brombeerblätter mit Feldsalat in Kokoswasser....91
Brennnesseln mit Datteln in Kokoswasser.....91
Ananas-Petersilie mit Kokoswasser....92
Himbeerblatt-Löwenzahn und Minze....92
Mangold-Gurke mit Apfel und Löwenzahn in Kokoswasser....93
Radieschen-Grün mit Apfel-Banane.....93
Rote Bete-Grün mit Kokoswasser.....94
Salatherz-Löwenzahn in Kokoswasser.....94
Sellerie-Lauchzwiebel mit Taubnessel und Nektarinen....95
Mangold-Zucchini in Apfel-Kokoswasser.....95
Eichblatt-Brokkoli mit Ananas....96
Brokkoli-Grünkohl in Kokos....96

Wildkräuter-Smoothies

Brennnesseln-Mangold.....98
Brombeerblätter mit Spitzwegerich und Petersilie.....98
Gundermann-Spitzwegerich mit Spinat......99
Vogelmiere mit Löwenzahn-Salatherz.....99
Gänseblümchen mit Brennnesseln.....100
Spinat-Sauerampfer-Gundermann.....100
Breitwegerich-Sauerklee mit Frauenmantel....101
Klee-Smoothie....101
Bärlauch mit Giersch und Spitzwegerich.......102
Brennnesseln mit Löwenzahn und Mango.....102

Rezeptregister

Gundermann mit Birnen-Spitzwegerich.....103
Birnen-Klee mit Blattspinat....103
Löwenzahn-Giersch mit Taubnesseln.....104
Giersch-Himbeerblätter mit Spitzwegerich und Banane.....104
Löwenzahn-Brennnesseln mit Zitronenmelisse und Äpfeln.....105
Grünkohl-Brennnessel-Kresse.....105
Gemischte Wildkräuter.....106
Weintrauben mit Wildkräutern.....106
Beinwell-Ananassalbei.....107
Pfennigkraut-Vogelmiere mit Sauerklee und Löwenzahn.....107
Smoothie von der eigenen Wiese.....108
Rosenblüten mit Kiwis und Datteln.....108
Petersilie mit Beinwell-Bananen-Apfel....109
Vogelmiere-Giersch mit Datteln.....109

Smoothies mit Spirulina, Chiasamen, Matcha und Co.

Petersilien-Pflücksalat mit Chiasamen.....111
Rote Bete Grün mit Ingwer und Goji-Beeren.....111
Lollo Rosso mit Birne, Baobab und Spirulina....112
Gerstengras-Salat....112
Petersilien-Möhrengrün mit Weizengraspulver.....113
Sellerie mit Rucola, Feldsalat und Chiasamen....113
Spinat-Petersilie mit Matcha und Apfelsine.....114
Salatherz mit Gerstengras und Spirulina.....114
Schnittlauch-Avocado mit Spirulinaalgen.....115
Rucola-Sellerie mit Möhrengrün und Apfelsine.....115
Brokkoli-Apfel-Pfirsich mit Spirulina.....116
Spinat-Moringa-Gerstengras.....116
Rote Bete Blätter mit Spinat und Matcha.....117
Kiwi-Kaki mit Spirulina-Gerstengras.....117
Grünkohl-Moringa.....118
Feldsalat-Brennnesseln mit Mandelmus und Algen....118
Rucola mit Ananas-Banane und Moringa.....119
Brennnesseln mit Herz.....119

Rezeptregister

Wilder Spinat-Smoothie.....120
Eichblatt mit Hirschhornwegerich........120
Löwenzahn-Brennnesseln mit Zitronenmelisse und Äpfeln......121
Giersch-Bärlauch mit Banane......121

Pikante Smoothies

Saures Radieschen-Grün mit Gurkensenf.....123
Salatherz mit Mango....123
Paprika mit Kiwi......124
Basilikum-Petersilie......124
Wirsing-Zwiebel mit Rucola.....125
Spinat mit Knoblauch.....125
Radieschen-Apfel-Kiwi in Feldsalat.....126
Bärlauch-Joghurt-Smoothie....126
Brokkoli-Avocado......127
Pikanter Kräutermix.......127
Sahniges Kräuter-Zucchini-Smoothie......128
Wildkräuter in Gemüsebrühe....128
Sellerie mit Aprikosen.......129
Römer-Rettich mit Knoblauchrauke und Spitzwegerich.....129
Salatherz mit Chicorée.......130
Sellerie-Kohlrabi.......130
Zucchini-Brunnenkresse.......131
Radicchio-Feldsalat mit Apfel-Petersilie......131

Hinweise für den Leser

Alle Angaben in diesem Buch wurden nach bestem Wissen und mit größter Sorgfalt erstellt. Die Angaben und Empfehlungen erfolgen ohne Verpflichtung oder Garantie der Autorin. Sie und der Verlag übernehmen keine Verantwortung und Haftung für Personen-, Sach- und Vermögensschäden aus der Anwendung der hier erteilten Ratschläge, insbesondere auch bezüglich der Mengenangaben und dem Gelingen der jeweiligen Rezepte unter Verwendung der empfohlenen Zutaten. Es wird angeraten, bei Unsicherheiten bezüglich der zu verwendenden Wildkräuter weitergehende Informationen bei qualifiziertem Fachpersonal oder Fachliteratur einzuholen. Es kann vorkommen, dass einzelne Pflanzen sehr selten oder geschützt sind. Informationen hierzu erhalten Sie bei den regionalen Naturschutzbehörden. Offensichtlich nur selten auftretende Pflanzen sollten generell nicht gepflückt werden. Bei ernsthaften gesundheitlichen Problemen ist von einer Selbstmedikation abzusehen und der Rat eines Arztes oder Heilpraktikers einzuholen. Dieses Buch hat nicht die Absicht und erweckt nicht den Anspruch, eine ärztliche Behandlung zu ersetzen. Es wird ausdrücklich darauf hingewiesen, dass mit diesem Buch keine erfüllbaren Hoffnungen erweckt werden, die eventuelle Heilerfolge erwarten lassen können. Die Verwertung der Texte und Bilder, auch auszugsweise, ist nur mit Zustimmung des Verlags und der Autorin erlaubt. Dies gilt auch für Vervielfältigungen, Übersetzungen, Mikroverfilmungen und für die Verarbeitung mit elektronischen Systemen.

Bildnachweise

S.15 © mellevaroy - Fotolia
S.19 © puhhha- Fotolia
S.20 © Boyarkina Marina- Fotolia
S.25,26, 27 © M. Schuppig- Fotolia
S.25,26, 27 © Scisetti Alfio- Fotolia
S.25,26, 27 © Simone Andreas- Fotolia
S.25,26, 27 © Alexander Raths- Fotolia
S.25,26, 27 © womue- Fotolia
S.25,26, 27 © Björn Wylezich- Fotolia
S.25,26, 27 © photocrew- Fotolia
S.32 © ARochau- Fotolia
S.38 © margo555- Fotolia
S.42 © Maik Dörfern- Fotolia
S.44 © Brent Hofacker- Fotolia
S.49 © puhhha- Fotolia
S.56 © Andrey Kiselev- Fotolia
S.60-70 © Andrey Kiselev- Fotolia
S.71 © robert- Fotolia
S.76 © Valentina R.- Fotolia
S.87 © Mr Doomits- Fotolia
S.111 © aengza001- Fotolia
S.123-132 © Pixelot- Fotolia